ステップアップ

医師事務作業補助者
学習テキスト 改訂3版

伊藤 典子 編著

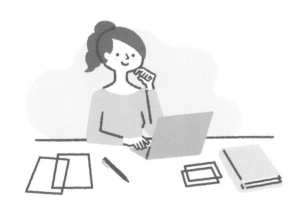

Ohmsha

はじめに

　医師が記載しなければならない診断書，医療文書は死亡診断書（死体検案書），出産証明書を筆頭に，自動車損害賠償責任保険後遺障害診断書まで含め，公的なものだけでも，実に 65 種以上に及びます．このほかに民間保険会社の商品である医療保険，疾病保険（がん保険その他の三大生活習慣病保険など），介護保険などの証明書類があり，その数は，年々増加し記載内容も詳細化してきています．また，同じカテゴリーに入る診断書でも各生命保険会社間で書式や様式が異なり，さらに同一患者が異なった保険会社の複数枚の診断書発行を求めてくることも少なくありません．

　これらの診断書，証明書の発行業務が医師，特に病院勤務医にとって多大な負担となっていることは勤務医を対象に各都道府県医師会が実施した勤務医の労働実態調査の結果から明らかです．

　医師事務作業補助者とは，上記の業務を医師の指示のもとで，医師に代わって行うことによって，医療の現場の質の向上に貢献する仕事です．

　医師に本来の業務である医療行為に専念してもらうために医師の事務作業をサポートするのが医師事務作業補助者です．

　医師は負担が軽くなった分，患者さんと接する時間がより長くもてるようになります．患者さんのためにも，現在もっとも必要とされる職業です．

　また，文書作成のみではなく，代行入力に対する需要も高く，新しい分野である，電子カルテ，オーダリングシステムについても，期待をされています．

　医師をサポートするにあたり，より深い知識とコミュニケーションが求められます．現場，専門学校での人材育成にも必要不可欠となることでしょう．

　本書を通して読者の皆様が，医療現場においてますますご活躍なさることを期待します．

2012 年 4 月

伊藤　典子

改訂3版にあたって

日本では，超高齢社会を迎え，5人に1人が75歳以上の後期高齢者になる「2025年問題」に直面しています．社会保障費の負担増大や医療・介護体制の維持の困難化等が問題視され，「医師不足」も深刻な問題です．

医師の仕事の中には，入院の説明や診断書の作成なども含まれています．医師事務作業補助者は，医師の指示の下，診断書・診療記録・処方箋の作成，検査の予約などの医師の行う事務作業を中心に業務を行い，医師が事務作業に割く時間を軽減し，診療行為に集中できるようサポートすることが主な仕事です．

また，勤務医は長時間労働の常態化や休日の確保が困難なことが多いことから，2024年4月より「医師の働き方改革」が適用され，残業時間の上限等が設けられるようになり，今後ますます医師事務作業補助者の仕事は重要になり，必要とされていくことと思います．

弊社会長でありました伊藤典子は，本書の原著作成者であり，文部科学省「専修学校教育重点支援プラン」実施委員会のメンバーとして，長年医師事務作業補助者の育成研修に携わって参りました．

原著作成者は2016年に他界いたしましたが，昨今では，新型コロナ感染症による医療業界の混乱や，様々な状況における医療体制の対応・改革も必要とされています．周辺環境の変化に対応できるように，最新の医療行政の改正に合わせて本書の内容を修正，追加いたしました．今後も原著作成者の考えを引き継いで参りたいと思います．

初版の「はじめに」でもお伝えしていますが，本書を通して読者の皆様が，医療現場においてますますご活躍されることを期待しております．

2024年5月

㈱エヌアイメディカルオフィス

目次

▶6章　医師事務作業補助業務

▶巻末実技問題

▶章末学科問題 / 巻末実技問題　解答・解説

▶付録

▶索引

1章

医療関連法規

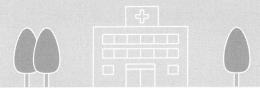

医療法は医療機関の業務を中心に構成され，医師法は医師の業務を中心に構成します．その中でもインフォームドコンセントは，医療法に規定されています．

医師事務作業補助者にとって必要な医療関連法規をわかりやすく解説しているほか，一般の人にも関心をもっていただける簡単な法規の内容です．

また，必要に応じて難しい条文に解説を加えています．医療法は目的，医療機関の規模，人員配置，構造設備等，文書作成に必要な参考資料となることでしょう．

医師法は，医師の任務，資格要件，診療に応ずる義務などについて解説しています．また，そのほかの法律として，老人福祉法，感染症予防及び患者に関する法律などについても解説しています．

なお，各法律の原文はインターネットで閲覧することができます．

1・1
医療法

◉1・1・1　医療法の目的

医療法は，

- 医療を受ける者による医療に関する適切な選択を支援するために必要な事項
- 医療の安全を確保するために必要な事項
- 病院，診療所及び助産所の開設及び管理に関し必要な事項
- これらの施設の整備並びに医療提供施設相互間の機能の分担及び業務の連携を推進するために必要な事項

を定めること等により，医療を受ける者の利益の保護及び良質かつ適切な医療を効率的に提供する体制の確保を図ることで，国民の健康の保持に寄与することを目的としています（第1条）．

◉1・1・2　医療の提供理念

医療とは，

- 生命の尊重と個人の尊厳の保持を旨とします．
- 医師，歯科医師，薬剤師，看護師その他の医療の担い手と医療を受ける者の信頼関係に基づき，医療を受ける者の心身の状況に応じて行われなければなりません．
- 医療の内容が，単に治療のみならず，疾病の予防のための措置及びリハビリテーションを含む良質かつ適切なものでなければなりません．
- 国民自らの健康の保持増進のための努力を基礎とし，医療を受ける者の意向を十分に尊重し，医療提供施設，医療を受ける者の居宅等において，医療提供施設の機能に応じ効率的，かつ，福祉サービスその他の関連するサービスとの有機的な連携を図りつつ提供されなければなりません（第1条の2第1項，第2項）．

◉1・1・3　医療に対する責務

❶ 国・地方公共団体の責務（第1条の3）

国民に対し，良質かつ適切な医療を効率的に提供する体制が確保されるよう努めなければなりません．

❷ 医師，歯科医師，薬剤師，看護師その他の医療の担い手の責務（第1条の4第1項～第5項）

- 医療を受ける者に対し，良質かつ適切な医療を行うよう努めなければなりません．
- 医療を提供するに当たり，適切な説明を行い，医療を受ける者の理解を得るよう努めなければなりません．

・医療提供施設で診療に従事する医師及び歯科医師は，医療提供施設相互間の機能の分担や業務の連携に資するため，必要に応じ，医療を受ける者を他の医療提供施設に紹介し，その診療に必要な限度で医療を受ける者の診療・調剤に関する情報を他の医療提供施設で診療・調剤に従事する医師・歯科医師又は薬剤師に提供し，その他必要な措置を講ずるよう努めなければなりません．

・病院又は診療所の管理者は，当該施設を退院する患者が引き続き療養を必要とする場合，保健医療サービス又は福祉サービスを提供する者と連携を図り，当該患者が適切な環境下で療養を継続することができるよう配慮しなければなりません．

・医療提供施設の開設者及び管理者は，医療技術の普及及び医療の効率的な提供に資するため，当該施設の建物又は設備を，当該施設に勤務しない医療の担い手の診療，研究又は研修のために利用させるよう配慮しなければなりません．

● 1・1・4　病院・診療所

❶ 病　院（第1条の5）

　医師又は歯科医師が，公衆又は特定多数人のため医業又は歯科医業を行う場所であり，**20人以上**の患者を入院させるための施設を有するものをいいます．加えて，傷病者が，科学的かつ適正な診療を受けることができる便宜を与えることを主たる目的として組織され，かつ，運営されるものでなければなりません．

❷ 診　療　所（第1条の5第2項）

　医師又は歯科医師が，公衆又は特定多数人のため医業又は歯科医業を行う場所であり，患者を入院させるための施設を有しないもの又は**19人以下**の患者を入院させるための施設を有するものをいいます．

● 1・1・5　地域医療支援病院

❶ 定　義（第4条）

　国，都道府県，市町村，社会医療法人及びその他厚生労働大臣の定める者の開設する病院であり，地域における医療の確保のために必要な支援に関する**次に掲げる要件**に該当するものは，その所在地の**都道府県知事の承認**を得て「**地域医療支援病院**」と称することができます．

❷ 要　件（第4条第一号～第六号）

・他の病院又は診療所から紹介された患者に対し医療を提供し，かつ，当該病院の建物の全部若しくは一部，設備，器械又は器具を，当該病院に勤務しない医療従事者の診療，研究又は研修のために利用させるための体制が整備されていること．

・救急医療を提供する能力を有すること．

・地域の医療従事者の資質の向上を図るための研修を行わせる能力を有すること．

・厚生労働省令で定める数以上の患者を入院させるための施設を有すること（p.10表1・5参照）．

・p.4表1・1に規定する施設のうち，第21条については，②～⑧，⑩～⑫を有すること．

第 22 条については，①，④〜⑨を有すること．

・その施設の構造が，p.10 表 1・5 第 21 条第 1 項，第 22 条の規定に基づく厚生労働省令並びに同項の規定に基づく都道府県の条例で定める要件に適合するものであること．

❸ 留意事項

・都道府県知事は地域医療支援病院の承認をするに当たり，あらかじめ，都道府県医療審議会の意見を聴かなければなりません（第 4 条第 2 項）．

・地域医療支援病院でないものは，これに地域医療支援病院又はこれに紛らわしい名称を付けてはなりません（第 4 条第 3 項）．

・地域医療支援病院の管理者は厚生労働省令の定めるところにより，**次に掲げる事項**を行わなければなりません（第 16 条の 2）．

①　病院の建物の全部若しくは一部，設備，器械又は器具を，当該病院に勤務しない医療従事者の診療，研究又は研修のために利用させること．

②　救急医療を提供すること．

③　地域の医療従事者の資質の向上を図るための研修を行わせること．

④　診療に関する諸記録，病院の管理及び運営に関する諸記録を体系的に管理すること．

⑤　当該地域医療支援病院に患者を紹介しようとする医師等から診療に関する諸記録，病院の管理及び運営に関する諸記録の閲覧を求められたときは，正当の理由がある場合を除き，当該諸記録のうち患者の秘密を害するおそれのないものとして閲覧させること．

⑥　他の病院又は診療所から紹介された患者に対し，医療を提供すること．

⑦　その他厚生労働省令で定める事項※

（※その他厚生労働省令で定める事項とは，当該病院に勤務しない学識経験者等を

表 1・1　病院の施設基準

Ⅰ．病院は次に掲げる人員及び施設を有しなければなりません（第 21 条）．
①　当該病院の有する病床の種別に応じ，厚生労働省令で定める員数の医師及び歯科医師のほか，都道府県の条例で定める員数の看護師その他の従業者
②　各科専門の診察室
③　手術室
④　処置室
⑤　臨床検査施設
⑥　エックス線装置
⑦　調剤所
⑧　給食施設
⑨　診療に関する諸記録
⑩　診療科名中に産婦人科又は産科を有する病院にあっては，分べん室及び新生児の入浴施設
⑪　療養病床を有する病院にあっては，機能訓練室
⑫　その他都道府県の条例で定める施設

Ⅱ．地域医療支援病院は，上記Ⅰ（⑨を除く）に加えて，次に掲げる施設を有し，かつ，記録を備えて置かなければなりません（第 22 条）．
①　集中治療室
②　診療に関する諸記録
③　病院の管理及び運営に関する諸記録
④　化学，細菌及び病理の検査施設
⑤　病理解剖室
⑥　研究室
⑦　講義室
⑧　図書室
⑨　その他厚生労働省令で定める施設

Ⅲ．特定機能病院は，上記Ⅰ（①及び⑨を除く）に加えて，次に掲げる人員及び施設を有し，記録を備えて置かなければなりません（第 22 条の 2）．
①　厚生労働省令で定める員数の臨床研究に携わる医師・歯科医師・薬剤師・看護師その他の従業者
②　集中治療室
③　診療及び臨床研究に関する諸記録
④　病院の管理及び運営に関する諸記録
⑤　第 22 条④〜⑧の施設
⑥　その他厚生労働省令で定める施設

もって構成される委員会を当該病院内に設置すること及び当該病院内の患者からの相談に適切に応じる体制を確保することをいう）

1・1・6 特定機能病院

1. 病院であって，**次に掲げる要件**に該当するものは，**厚生労働大臣の承認**を得て特定機能病院と称することができます（第4条の2）.
   ① 高度の医療を提供する能力を有すること.
   ② 高度の医療技術の開発及び評価を行う能力を有すること.
   ③ 高度の医療に関する研修を行わせる能力を有すること.
   ④ 医療の高度の安全を確保する能力を有すること.
   ⑤ 診療科名中に，厚生労働省令の定めるところにより，厚生労働省令で定める診療科名を有すること（表1・3参照）.
   ⑥ 厚生労働省令で定める数以上の患者を入院させるための施設を有すること（表1・3参照）.
   ⑦ 人員が第22条の2の規定に基づく厚生労働省令で定める要件に適合するものであること（施行規則第22条の2）.
   ⑧ 第21条第1項第二号から第八号まで及び第十号から第十二号（表1・1 Ⅰの②～⑧及び⑩～⑫）まで並びに第22条の2第二号，第五号及び第六号（表1・1 Ⅱの②, ⑤, ⑥）に規定する施設を有すること（表1・1参照）.
   ⑨ その施設の構造設備が第21条第1項及び第22条の2の規定に基づく厚生労働省令で定める要件に適合するものであること（表1・1参照）.
2. 厚生労働大臣は，承認をするに当たり，あらかじめ，社会保障審議会の意見を聴かなければなりません（第4条の2第2項）.
3. 特定機能病院でないものは，これに特定機能病院又はこれに紛らわしい名称を付けてはいけません（第4条の2第3項）.

表 1・2　特定機能病院の開設者の義務遂行

法律上の義務	厚生労働省令で規定する義務遂行
①　高度の医療を提供する能力	・一般の病院では通常提供することが困難で難度の高い診療の提供に努めること ・臨床検査及び病理診断を適切に実施する体制を確保すること
②　高度の医療技術の開発及び評価を行う能力	・難度の高い診療に係る技術の研究開発に努めること ・医療技術の有効性及び安全性を適切に評価すること
③　高度の医療に関する研修を行わせる能力	・免許取得 3 年目以上の者を対象とした高度医療に関する臨床研修を適切に行わせること
診療並びに病院の管理及び運営に関する諸記録の体系的な管理	・諸記録の管理責任者及び管理担当者を定め，適切に分類し管理すること
診療並びに病院の管理及び運営に関する諸記録の閲覧可能	・諸記録を閲覧させる責任者，担当者及び場所を定め，閲覧に応じる場所を見やすいように掲示すること
他の病院・診療所から紹介された患者に対する医療の提供	・紹介率を維持し，高めるよう努力すること ・紹介率が現に 30%を下回る病院は紹介率を 30%にまで高める努力をするものとし，そのための具体的な年次計画を作成し厚生労働大臣に提出すること

表 1・3　特定機能病院の承認要件

法律上の要件	厚生労働省令で規定する内容
診療科名	内科，精神科，小児科，外科，整形外科，脳神経外科，皮膚科，泌尿器科，産婦人科，産科，婦人科，眼科，耳鼻咽喉科，放射線科，歯科，救急科のうち 10 以上の診療科を有すること（施行規則第 6 条の 4）
病床数	400 床以上の病床を有すること
構造設備基準	無菌室，医薬品情報管理室，人工呼吸装置等を有する（集中治療室は法律で規定）こと

◉ 1・1・7　医療に関する情報提供等

1.　医療提供施設の開設者及び管理者は，医療を受ける者が保健医療サービスの選択を適切に行えるように，医療提供施設の提供する医療につき，正確で適切な情報を提供するとともに，患者又はその家族からの相談に適切に応じるよう努めなければなりません（第 6 条の 2 第 2 項）．

2.　病院・診療所の管理者は，患者を入院させたときは，厚生労働省令で定めるところにより，患者の診療を担当する医師・歯科医師により，**次に掲げる事項**を記載した書面の作成並びに患者又はその家族への交付及びその適切な説明が行われるようにしなければなりません．ただし，患者が短期間で退院することが見込まれる場合やその他の厚生労働省令で定める場合は，この限りではありません（第 6 条の 4 第 1 項）．

①　患者の氏名，生年月日及び性別

②　当該患者の診療を主として担当する医師又は歯科医師の氏名

③　入院の原因となった傷病名及び主要な症状

④　入院中に行われる検査，手術，投薬その他の治療（入院中の看護及び栄養管理を含む）に関する計画

⑤　その他厚生労働省令で定める事項（推定される入院期間．病院又は診療所の管理者が患者への適切な医療の提供のために必要と判断する事項）

3. 病院・診療所の管理者は，患者又はその家族の承諾を得て，書面の交付に代え，厚生労働省令で定めるところにより，書面に記載すべき事項を，電磁的方法であって厚生労働省令で定めるものにより提供することができます（第6条の4第2項）．

4. 病院・診療所の管理者は，患者を退院させるとき，退院後の療養に必要な保健医療サービス又は福祉サービスに関する事項を記載した書面の作成，交付及び適切な説明が行われるよう努めなければなりません（第6条の4第3項）．

5. 病院・診療所の管理者は，2.の書面の作成に当たり，病院又は診療所に勤務する医師，歯科医師，薬剤師，看護師その他の従業者の有する知見を十分に反映させるとともに，書面に記載された内容に基づき，これらの者による有機的な連携の下で入院中の医療が適切に提供されるよう努めなければなりません（第6条の4第4項）．

6. 病院・診療所の管理者は，2.の書面の作成に当たり，患者の退院後の療養に必要な保健医療サービス又は福祉サービスを提供する者との連携が図られるよう努めなければなりません（第6条の4第5項）．

● 1・1・8　病院・診療所の開設者

1. 病院を開設しようとするとき，医師・歯科医師でない者が診療所を開設しようとするとき，又は助産師でない者が助産所を開設しようとするとき，開設地の**都道府県知事**（診療所又は助産所にあっては，その開設地が保健所を設置する市又は特別区の区域にある場合においては，当該保健所を設置する市の市長又は特別区の区長）**の許可**を受けなければなりません（第7条）．

　※病床数，その他厚生労働省令で定める事項を変更しようとするときも厚生労働省令で定める場合を1.と同様の許可を受けなければなりません（第7条第2項）．

2. 診療所に病床を設けようとするとき，又は診療所の療養病床に係る病床数その他厚生労働省令で定める事項を変更しようとするとき，厚生労働省令で定める場合を除き，当該診療所の所在地の**都道府県知事の許可**を受けなければなりません（第7条第3項）．

3. 営利目的の病院，診療所又は助産所を開設しようとする者に対し，許可を与えないことができます（第7条第7項）．

　※病院を開設する場合及び医師等でない者が診療所等を開設する場合のみを許可制にしたのは，前者については病院の構造設備等の要件が詳細かつ厳格であるためであり，後者については営利を目的として開設するおそれがあるためです．

表 1・4　施設基準（施行規則第 16 条）

	療養病床	一般病床
病室の定員	1 室 4 人以内	規定なし（5 人以上可）
病室の床面積	1 人当たり 6.4 m² 以上	1 人当たり 6.3 m² 以上 2 人以上の場合 1 人当たり 4.3 m² 以上
（廊下幅） 片廊下 中廊下	1.8 m 以上 2.7 m 以上	1.8 m 以上 2.1 m 以上

● 1・1・9　診療所等開設の届出

　臨床研修等修了医師，臨床研修等修了歯科医師又は助産師が診療所又は助産所を開設したときは，**開設後 10 日以内に所在地の都道府県知事**に届け出なければなりません（第 8 条）．また，診療所に病床を設けようとするとき，当該診療所の**所在地の都道府県知事の許可**を受けなければなりません（第 7 条第 3 項）．

　※これは医師・歯科医師による診療所の開設，助産師による助産所の開設は単なる届出で足りることとしたものです．これは診療所及び助産所については構造設備等に関する要件も比較的厳格でなく，これらの者が営利追求のために開設することも予想されないからです．

● 1・1・10　院内掲示義務

　病院又は診療所の管理者は，厚生労働省令の定めるところより，病院又は診療所に関し，**次に掲げる事項**を当該病院又は診療所内に見やすいように掲示しなければなりません（第 14 条の 2）．

① 　管理者の氏名
② 　診療に従事する医師又は歯科医師の氏名
③ 　医師又は歯科医師の診療日及び診療時間
④ 　①〜③に掲げるもののほか，厚生労働省令で定める事項（建物の内部に関する案内）

● 1・1・11　医業等に関する広告の制限

　医業若しくは歯科医業又は病院若しくは診療所に関して，次に掲げる事項以外の広告がされても，医療を受ける者による医療に関する適切な選択が阻害されるおそれが少ない場合として厚生労働省令で定める場合を除いては，**次に掲げる事項**以外の広告をしてはなりません（第 6 条の 5 第 3 項）．

① 　医師又は歯科医師である旨
② 　診療科名
③ 　病院又は診療所の名称，電話番号及び所在地並びに病院又は診療所の管理者の氏名
④ 　診療日，診療時間又は予約診療実施の有無
⑤ 　法令の規定に基づき一定の医療を担うものとして指定を受けた病院若しくは診療所又は医師若しくは歯科医師である場合には，その旨

⑥　第5条の2第1項の認定を受けた医師である場合には，その旨

⑦　地域医療連携推進法人の参加病院等である場合には，その旨

⑧　入院設備の有無，病床の種別ごとの数，医師，歯科医師等その他の従業者の員数，その他の病院又は診療所における施設，設備又は従業者に関する事項

⑨　病院又は診療所において診療に従事する医師，歯科医師等その他の医療従事者の氏名，年齢，性別，役職，略歴その他のこれらの者に関する事項であり医療を受ける者による医療に関する適切な選択に資するものとして厚生労働大臣が定めるもの

⑩　病院又は診療所の管理又は運営に関する事項

⑪　病院又は診療所と保健医療サービス又は福祉サービスを提供する者との連携に関する事項

⑫　病院又は診療所における医療に関する情報の提供に関する事項

⑬　病院又は診療所において提供される医療の内容に関する事項

⑭　医療の提供の結果に関する事項であって医療を受ける者による医療に関する適切な選択に資するものとして厚生労働大臣が定めるもの

⑮　その他，前各号に掲げる事項に準ずるものとして厚生労働大臣が定めるもの

1・1・12　広告することができる診療科名

1.　診療科名は医業及び歯科医業につき政令で定める診療科名並びに当該診療科名以外の診療科名であって当該診療に従事する医師又は歯科医師が厚生労働大臣の許可を受けたものとなっています（第6条の6）.

2.　厚生労働大臣は政令の制定又は改廃の立案をしようとするとき，医学医術に関する学術団体及び医道審議会の意見を聴かなければなりません（第6条の6第2項）.

1・1・13　病院の法定人員及び施設等の基準

1.　病院は，厚生労働省令の定めるところにより，**次に掲げる人員及び施設**を有し，かつ，記録を備えて置かなければなりません（第21条）.

①　病院の有する病床の種別に応じ，厚生労働省令で定める員数の医師，歯科医師，看護師その他の従業者

②　各科専門の診察室

③　手術室

④　処置室

⑤　臨床検査施設

⑥　エックス線装置

⑦　調剤所

⑧　給食施設

⑨　診療に関する諸記録

⑩　診療科名中に産婦人科又は産科を有する病院では，分べん室及び新生児の入浴施設

⑪　療養病床を有する病院にあっては，機能訓練室

⑫　その他都道府県の条例で定める施設

2.　療養病床を有する診療所は，厚生労働省令の定めるところにより，**次に掲げる人員及び施設**を有しなければなりません（**第21条第2項**）.

①　厚生労働省令で定める員数の医師，歯科医師，看護師及び看護の補助その他の従業者

②　機能訓練室

③　その他都道府県の条例で定める施設

表 1・5　各病院の法定基準

		一般病院	地域医療支援病院	特定機能病院
定　義		1. 公衆又は特定多数人のために医業又は歯科医業を行う場所 2. 科学的で適正な診療を行うために組織・運営されるものであること	病院としての条件を満たし，更に 1. 紹介制（紹介率80%以上等） 2. 施設・機器等の共同利用 3. 救急医療の提供 4. 地域の医療従業者の研修 5. 集中治療室等の必要設備を有すること 6. 集中治療室等の必要施設の構造設備が厚生労働省令で定める要件に適合している	病院としての条件を満たし，更に 1. 高度医療を提供する能力を有す 2. 高度医療技術の開発・評価を行う能力を有す 3. 高度医療に関する研修を行わせる能力を有す 4. 紹介による診療を基本とする 5. 集中治療室・無菌病室・医薬品情報管理室の設置 6. 医療安全管理体制の整備
病床数		20床以上	200床以上	400床以上
診療科		規定なし	規定なし	原則定められた16の診療科を標榜していること
人員基準	医師	・外来　40：1（耳鼻咽喉科，眼科は80：1） ・療養　48：1 ・入院　16：1		・外来　20：1 ・入院　　8：1
	看護師	・外来：30人又は端数毎に1人 ・入院：3人又は端数毎に1人		・外来：左に同じ ・入院：2人又は端数毎に1人
	栄養士	100床以上は1人以上	管理栄養士を1人以上	管理栄養士を1人以上
開　設		都道府県知事の許可	都道府県知事の承認	厚生労働大臣の承認

1・2
医師法

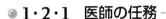

● 1・2・1　医師の任務

　医師は，医療及び保健指導を掌ることによって公衆衛生の向上及び増進に寄与し，もって国民の健康な生活を確保するものとします（第1条）.

● 1・2・2　医師の資格要件

❶ 免　許

　医師になろうとする者は，医師国家試験に合格し，厚生労働大臣の免許を受けなければなりません（第2条）.

❷ 絶対的欠格事由

　未成年者には，免許を与えられません（第3条）.

❸ 相対的欠格事由

　次の各号のいずれかに該当する者には，免許を与えないことがあります（第4条）.

① 　心身の障害により医師の業務を適正に行うことができない者として厚生労働省令で定めるもの

② 　麻薬，大麻又はあへんの中毒者

③ 　罰金以上の刑に処せられた者

④ 　①〜③に該当する者を除き，医事に関し犯罪又は不正の行為のあった者

❹ 臨床研修

　診療に従事しようとする医師は，2年以上，都道府県知事の指定する病院又は外国の病院で厚生労働大臣の指定するものにおいて，臨床研修を受けなければなりません．歯科医師についても同様です（第16条の2）.

● 1・2・3　医師でない者の医業の禁止

1. 医師でなければ，医業をなしてはなりません（第17条）.
2. 医師でなければ，医師又はこれに紛らわしい名称を用いてはなりません（第18条）.

● 1・2・4　診療に応ずる義務等

1. 診療に従事する医師は，診療治療の求めがあった場合には，**正当な事由**なくこれを拒むことはできません（第19条）.
2. 診察若しくは検案又は出産に立ち会った医師は，診断書若しくは検案書又は出生証明書若しくは死産証書の交付の求めがあった場合には，**正当な事由**なくこれを拒むことはで

きません（第19条第2項）.

※正当な事由

① 医師本人の不在または病気などにより診療が不可能である場合

② 自己の専門外で，他の専門医による診療が時間的，距離的に可能な場合など社会通念上妥当と認められる場合

● 1・2・5　無診療治療等の禁止

医師は当該法律により次の行為が禁止されています（第20条）.

① 自ら診察しないで治療をし，若しくは診断書や処方せんを交付すること

② 自ら出産に立ち会わないで出生証明書や死産証書を交付すること

③ 自ら検案をしないで検案書を交付すること

ただし，診療中の患者が受診後24時間以内に死亡した場合に交付する死亡診断書については，この限りではありません.

● 1・2・6　異状死体等の届出義務

医師は，死体又は妊娠4月以上の死産児を検案して異状があると認めたときは，24時間以内に所轄警察署に届け出なければなりません（第21条）.

● 1・2・7　処方箋の交付義務

医師は，患者に対して治療上薬剤を調剤して投与する必要があると認めた場合，患者又は現にその看護に当たっている者に対して処方箋を交付しなければなりません（第22条）.

ただし，患者又は現にその看護に当たっている者が処方箋の交付を必要としない旨を申し出た場合や次の各号のいずれかに該当する場合は，この限りではありません.

① 暗示的効果を期待する場合で，処方箋を交付することがその目的の達成を妨げるおそれがある場合

② 処方箋を交付することが診療又は疾病の予後について患者に不安を与え，その疾病の治療を困難にするおそれがある場合

③ 病状の短時間ごとの変化に即応して薬剤を投与する場合

④ 診断又は治療方法の決定していない場合

⑤ 治療上必要な応急の措置として薬剤を投与する場合

⑥ 安静を要する患者以外に薬剤の交付を受けることができる者がいない場合

⑦ 覚醒剤を投与する場合

⑧ 薬剤師が乗り組んでいない船舶内において薬剤を投与する場合

表 1・6 処方箋の記載事項（施行規則第 21 条）

医師は，患者に交付する処方箋に，
① 患者の氏名，年齢
② 薬名，分量，用法，用量
③ 発行の年月日，使用期間
④ 病院若しくは診療所の名称及び所在地又は医師の住所
上記を記載し，記名押印又は署名しなければなりません．

◉ 1・2・8 保健指導を行う義務

医師は診療をしたとき，本人又はその保護者に対し，療養の方法その他保健の向上に必要な事項の指導をしなければなりません（第 23 条）．

◉ 1・2・9 診療録の記載及び保存

医師は，診療をしたときは，遅滞なく診療に関する事項を診療録に記載しなければなりません（第 24 条第 1 項）．

加えて，診療録であり，病院又は診療所に勤務する医師のした診療に関するものは，その病院又は診療所の管理者において，その他の診療に関するものは，その医師において，**5 年間**これを保存しなければなりません（第 24 条第 2 項）．

表 1・7 診療録の記載事項（施行規則第 23 条）

① 診療を受けた者の住所，氏名，性別及び年齢
② 病名及び主要症状
③ 治療方法（処方及び処置）
④ 診療の年月日
また，医師法第 24 条第 2 項において，5 年間これを保存しなければならないと定められています．
・診療録の保存期間は 5 年間ですが，その始期は，診療を開始した日ではなく，その患者に対する一連の診療の終了の翌日からとされます（療担第 9 条）．
・診療録の保存義務者は，病院などに勤務する医師が行った診療については，その施設の管理者であり，その他の診療については診療を行った医師となります（医師法第 24 条 2 項）．

1・3
保健師助産師看護師法

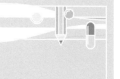

1・3・1　保健師助産師看護師法の目的

この法律は，保健師，助産師及び看護師の資質を向上し，もって医療及び公衆衛生の普及向上を図ることを目的としています（第1条）．

1・3・2　定　義

❶ 保健師とは
厚生労働大臣の免許を受け，保健師の名称を用い，保健指導に従事することを業とする者をいう（第2条）．

❷ 助産師とは
厚生労働大臣の免許を受け，助産又は妊婦，じょく婦若しくは新生児の保健指導を業とする女子をいう（第3条）．

❸ 看護師とは
厚生労働大臣の免許を受け，傷病者若しくはじょく婦に対する療養上の世話又は診療の補助を行うことを業とする者をいう（第5条）．

❹ 准看護師とは
都道府県知事の免許を受け，医師，歯科医師又は看護師の指示を受け，第5条に規定することを業とする者をいう（第6条）．

1・3・3　業務従事者の届出

業務に従事する保健師，助産師，看護師又は准看護師は，厚生労働省令で定める2年ごとの年の12月31日現在における氏名，住所その他厚生労働省令で定める事項を，当該年の翌年1月15日までに，その就業地の都道府県知事に届け出なければなりません（第33条）．

1・3・4　禁止業務

保健師，助産師，看護師又は准看護師は，主治の医師又は歯科医師の指示があった場合を除いて，診療機械を使用し，医薬品を授与し，医薬品につき指示をし，その他医師又は歯科医師が行うのでなければ衛生上危害を生ずるおそれのある行為をしてはいけません．ただし，臨時応急の手当をし，又は助産師がへその緒を切り，浣腸を施しその他助産師の業務に当然に付随する行為をする場合，この限りではありません（第37条）．

1・3・5　保健師の留意事項

1. 保健師は，傷病者の療養上の指導を行うに当たり主治の医師又は歯科医師があるとき，その指示を受けなければなりません（第35条）.
2. 保健師は，その業務に関して就業地を管轄する保健所の長の指示を受けたとき，これに従わなければなりません. ただし，主治の医師又は歯科医師から療養上の指示を受けた場合，この限りではありません（第36条）.

1・3・6　助産師の留意事項

1. 助産師は，妊婦，産婦，じょく婦，胎児又は新生児の異常を認めたときは，医師の診療を求めさせることを要し，自らこれらの者に対して処置をしてはいけません. ただし，臨時応急の手当については，この限りでありません（第38条）.
2. 業務に従事する助産師は，助産又は妊婦，じょく婦若しくは新生児の保健指導の求めがあった場合，正当な事由なくこれを拒むことはできません（第39条第1項）.
3. 分べんの介助又は死胎の検案をした助産師は，出生証明書，死産証書又は死胎検案書の交付の求めがあった場合，正当な事由なくこれを拒むことはできません（第39条第2項）.
4. 助産師は，自ら分べんの介助又は死胎の検案をせず，出生証明書，死産証書又は死胎検案書を交付してはなりません（第40条）.
5. 助産師は，妊娠4月以上の死産児を検案して異常を認めたときは，24時間以内に所轄警察署にその旨を届け出なければなりません（第41条）.
6. 助産師が分べんの介助をしたとき，助産に関する事項を遅滞なく助産録に記載しなければなりません（第42条第1項）.
7. 第42条第1項の助産録であって病院，診療所又は助産所に勤務する助産師が行った助産に関するものは，その病院，診療所又は助産所の管理者において，その他の助産に関するものは，その助産師において，**5年間**これを保存しなければなりません（第42条第2項）.

表1・8　助産録の記載事項（施行規則第34条）

助産録には，次の事項を記載しなければなりません.
① 妊産婦の住所，氏名，年齢及び職業
② 分べん回数及び生死産別
③ 妊産婦の既往疾患の有無及びその経過
④ 今回妊娠の経過所見及び保健指導の要領
⑤ 妊娠中医師による健康診断受診の有無
　（結核，性病に関する検査を含む）
⑥ 分べんの場所及び年月日時分
⑦ 分べんの経過及び処置
⑧ 分べん異常の有無，経過及び処置
⑨ 児の数及び性別，生死別
⑩ 児及び胎児附属物の所見
⑪ 産じょくの経過及びじょく婦，新生児の保健指導の要領
⑫ 産後の医師による健康診断の有無

1・3・7　守秘義務

　保健師，看護師又は准看護師は，正当な理由なく，その業務上知り得た人の秘密を漏らしてはなりません. 保健師，看護師又は准看護師でなくなった後においても，同様とします（第42条の2）.

1・4

地域保健法

● 1・4・1　地域保健法の目的

　この法律は，地域保健対策の推進に関する基本指針，保健所の設置，その他地域保健対策の推進に関し基本となる事項を定めることにより，母子保健法その他の地域保健対策に関する法律による対策が地域において総合的に推進されることを確保し，もって地域住民の健康の保持及び増進に寄与することを目的としています（第1条）.

● 1・4・2　地域保健法の基本理念

1. 地域住民の健康の保持・増進を目的として国及び地方公共団体が講ずる施策は，我が国における急速な高齢化の進展，保健医療を取り巻く環境の変化等に即応し，地域における公衆衛生の向上及び増進を図ること（第2条）.
2. 地域住民の多様化し，かつ，高度化する保健，衛生，生活環境等に関する需要に適確に対応することができるように，地域の特性及び社会福祉等の関連施策との有機的な連携に配慮しつつ，総合的に推進されること（第2条）.

● 1・4・3　保　健　所

1. 保健所は，**次に掲げる事項**につき，企画，調整，指導及びこれらに必要な事業を行います（第6条）.
   ① 地域保健に関する思想の普及及び向上に関する事項
   ② 人口動態統計その他地域保健に係る統計に関する事項
   ③ 栄養の改善及び食品衛生に関する事項
   ④ 住宅，水道，下水道，廃棄物の処理，清掃その他の環境の衛生に関する事項
   ⑤ 医事及び薬事に関する事項
   ⑥ 保健師に関する事項
   ⑦ 公共医療事業の向上及び増進に関する事項
   ⑧ 母性及び乳幼児並びに老人の保健に関する事項
   ⑨ 歯科保健に関する事項
   ⑩ 精神保健に関する事項
   ⑪ 治療方法が確立していない疾病，その他の特殊の疾病により長期に療養を必要とする者の保健に関する事項
   ⑫ 感染症その他の疾病の予防に関する事項
   ⑬ 衛生上の試験及び検査に関する事項

⑭　その他地域住民の健康の保持及び増進に関する事項

2.　保健所は，地域住民の健康の保持・増進を図るため必要があるときは，**次に掲げる事業**を行うことができます（第 7 条）.

①　所管区域に係る地域保健に関する情報を収集し，整理し，及び活用すること.

②　所管区域に係る地域保健に関する調査及び研究を行うこと.

③　歯科疾患その他厚生労働大臣の指定する疾病の治療を行うこと.

④　試験及び検査を行い，並びに医師，歯科医師，薬剤師その他の者に試験及び検査に関する施設を利用させること.

1・4・4　病院との関連

　保健所の業務の中には，医療機関の開設や施設の内容の変更についての許可の申請，届出の窓口ということもあり，病院報告など患者や従事者に関する届出や報告，また，伝染病をはじめとする各予防法などに関する衛生行政上の手続きの窓口でもあるため，病院などの医療機関とはきわめて関係の深い行政機関です.

1・5

感染症の予防及び感染症の患者に対する医療に関する法律

● 1・5・1　目的と基本理念

❶ 目 的

　この法律は，感染症の予防及び感染症の患者に対する医療に関し必要な措置を定めることにより，感染症の発生を予防し，そのまん延の防止を図ることにより，公衆衛生の向上及び増進を図ることを目的としています（第1条）.

❷ 基 本 理 念

　感染症の発生の予防及びそのまん延の防止を目的として国及び地方公共団体が講ずる施策は，これらを目的とする施策に関する国際的動向を踏まえつつ，保健医療を取り巻く環境の変化，国際交流の進展等に即応し，新感染症その他の感染症に迅速かつ適確に対応することができるよう，感染症の患者等が置かれている状況を深く認識し，これらの者の人権を尊重しつつ，総合的かつ計画的に推進されることを基本理念とします（第2条）.

● 1・5・2　国及び地方公共団体の責務

・国及び地方公共団体は，教育活動，広報活動等を通じた感染症に関する正しい知識の普及，感染症に関する情報の収集・整理・分析及び提供，感染症に関する研究の推進，病原体等の検査能力の向上並びに感染症の予防に係る人材の養成及び資質の向上を図るとともに，社会福祉等の関連施策との**有機的**な連携に配慮しつつ感染症の患者が良質かつ適切な医療を受けられるように必要な措置を講ずるよう努めなければなりません. この場合，国及び地方公共団体は，感染症の患者等の人権を尊重しなければなりません（第3条第1項）.

・国及び地方公共団体は，地域の特性に配慮しつつ，感染症の予防に関する施策が総合的かつ迅速に実施されるよう，相互に連携を図らなければなりません（第3条第2項）.

・国は，感染症及び病原体等に関する情報の収集及び研究並びに感染症に係る医療のための医薬品の研究開発の推進，病原体等の検査の実施等を図るための体制を整備し，国際的な連携を確保するよう努めるとともに，地方公共団体に対し責務が十分に果たされるように必要な技術的及び財政的援助を与えることに努めなければなりません（第3条第3項）.

※有機的

有機体のように，多くの部分が緊密な連関をもちながら全体を形作っているさま.

● 1・5・3　国民の責務

　国民は，感染症に関する正しい知識を持ち，その予防に必要な注意を払うよう努めるとともに，感染症の患者等の人権が損なわれることがないようにしなければなりません（第4条）．

● 1・5・4　医師等の責務

- ・医師その他の医療関係者は，感染症の予防に関し国及び地方公共団体が講ずる施策に協力し，その予防に寄与するよう努めるとともに，感染症の患者等が置かれている状況を深く認識し，良質かつ適切な医療を行うとともに，当該医療につき適切な説明を行い，当該患者等の理解を得るよう努めなければなりません（第5条第1項）．
- ・病院，診療所，病原体等の検査を行っている機関，老人福祉施設等の施設の開設者及び管理者は，当該施設において感染症が発生し，又はまん延しないよう必要な措置を講ずるよう努めなければなりません（第5条第2項）．

● 1・5・5　感染症の種類

　感染症は，一類感染症，二類感染症，三類感染症，四類感染症，五類感染症，新型インフルエンザ等感染症，指定感染症，新感染症の8種類があります（第6条第1項）．

　また，この他疾病の疑似症を呈している者（疑似症患者），感染症の病原体を保有している者で感染症の病状を呈していない無症状病原体保有者も対象となります（第6条第10項，第11項）．

● 1・5・6　医師の届出

1. 一類感染症の患者，二類感染症，三類感染症，四類感染症の患者又は無症状病原体保有者，厚生労働省令で定める五類感染症又は新型インフルエンザ等感染症の患者及び新感染症にかかっていると疑われる者を診断したとき
   →医師は，**直ちに**その者の氏名，年齢，性別その他厚生労働省令で定める事項を，最寄りの保健所長を経由して都道府県知事に届け出なければなりません（第12条第1項第一号）．
2. 厚生労働省令で定める五類感染症の患者（厚生労働省令で定める五類感染症の無症状病原体保有者を含む）を診断したとき
   →医師は，**7日以内**にその者の年齢，性別その他厚生労働省令で定める事項を，最寄りの保健所長を経由して都道府県知事に届け出なければなりません（第12条第1項第二号）．
3. 厚生労働省令で定める**慢性の感染症**の患者を治療する医師は，毎年度，厚生労働省令で定めるところにより，その患者の年齢，性別その他厚生労働省令で定める事項を最寄りの保健所長を経由して都道府県知事に届け出なければなりません（第12条第8項）．

表1・9　感染症の種類（第6条第2項～第9項）

感染症類型	疾 病 名
一類感染症	エボラ出血熱，クリミア・コンゴ出血熱，痘そう，南米出血熱，ペスト，マールブルグ病，ラッサ熱
二類感染症	急性灰白髄炎，結核，ジフテリア，重症急性呼吸器症候群（病原体がベータコロナウイルス属 SARS コロナウイルスであるものに限る），中東呼吸器症候群（病原体がベータコロナウイルス属 MERS コロナウイルスであるものに限る），鳥インフルエンザ（特定鳥インフルエンザであるものに限る）
三類感染症	コレラ，細菌性赤痢，腸管出血性大腸菌感染症，腸チフス，パラチフス
四類感染症	E 型肝炎，A 型肝炎，黄熱，Q 熱，狂犬病，炭疽，鳥インフルエンザ（特定鳥インフルエンザを除く），ボツリヌス症，マラリア，野兎病 このほか，既に知られている感染性の疾病であり，動物又はその死体，飲食物，衣類，寝具その他の物件を介して人に感染し，前各号に掲げるものと同程度に国民の健康に影響を与えるおそれがあるものとして厚生労働省令で定めるもの
五類感染症	インフルエンザ（鳥インフルエンザ及び新型インフルエンザ等感染症を除く），ウイルス性肝炎（E 型肝炎及び A 型肝炎を除く），クリプトスポリジウム症，後天性免疫不全症候群，性器クラミジア感染症，梅毒，麻しん，メチシリン耐性黄色ブドウ球菌感染症 このほか，既に知られている感染性の疾病（四類感染症を除く）であり，前各号に掲げるものと同程度に国民の健康に影響を与えるおそれがあるものとして厚生労働省令で定めるもの
新型インフルエンザ等感染症	・新型インフルエンザ 　新たに人から人に伝染する能力を有することとなったウイルスを病原体とするインフルエンザであり，一般に国民が当該感染症に対する免疫を獲得していないことから，当該感染症の全国的かつ急速なまん延により国民の生命及び健康に重大な影響を与えるおそれがあると認められるもの ・再興型インフルエンザ 　かつて世界的規模で流行したインフルエンザであり，その後流行することなく長期間が経過しているものとして厚生労働大臣が定めるものが再興したもので，一般に現在の国民の大部分が当該感染症に対する免疫を獲得していないことから，当該感染症の全国的かつ急速なまん延により国民の生命及び健康に重大な影響を与えるおそれがあると認められるもの ・新型コロナウイルス感染症 　新たに人から人に伝染する能力を有することとなったコロナウイルスを病原体とする感染症であって，一般に国民が当該感染症に対する免疫を獲得していないことから，当該感染症の全国的かつ急速なまん延により国民の生命及び健康に重大な影響を与えるおそれがあると認められるもの ・再興型コロナウイルス感染症 　かつて世界的規模で流行したコロナウイルスを病原体とする感染症であってその後流行することなく長期間が経過しているものとして厚生労働大臣が定めるものが再興したものであって，一般に現在の国民の大部分が当該感染症に対する免疫を獲得していないことから，当該感染症の全国的かつ急速なまん延により国民の生命及び健康に重大な影響を与えるおそれがあると認められるもの
指定感染症	既に知られている感染性の疾病（一類感染症，二類感染症，三類感染症及び新型インフルエンザ等感染症を除く）で，第3章から第7章までの規定の全部又は一部を準用しなければ，当該疾病のまん延により国民の生命及び健康に重大な影響を与えるおそれがあるものとして政令で定めるもの
新感染症	人から人に伝染すると認められる疾病であり，既に知られている感染性の疾病とその病状又は治療の結果が明らかに異なるもので，当該疾病にかかった場合の病状の程度が重篤であり，かつ，当該疾病のまん延により国民の生命及び健康に重大な影響を与えるおそれがあると認められるもの

● 1・5・7　感染症の発生の状況及び動向の把握

1. 都道府県知事は，厚生労働省令で定めるところにより，開設者の同意を得て，五類感染症のうち厚生労働省令で定めるもの又は二類感染症，三類感染症，四類感染症若しくは五類感染症の疑似症のうち厚生労働省令で定めるものの発生の状況の届出を担当させる病院又は診療所（以下「指定届出機関」という）を指定します（**第14条第1項**）.

2. 指定届出機関の管理者は，当該指定届出機関の医師が前項の厚生労働省令で定める五類感染症の患者（厚生労働省令で定める五類感染症の無症状病原体保有者を含む）若しくは前項の二類感染症，三類感染症，四類感染症若しくは五類感染症の疑似症のうち厚生労働省令で定めるものの患者を診断し，又は同項の厚生労働省令で定める五類感染症により死亡した者の死体を検案したときは，厚生労働省令で定めるところにより，当該患者又は当該死亡した者の年齢，性別その他厚生労働省令で定める事項を当該指定届出機関の所在地を管轄する都道府県知事に届け出なければなりません（**第14条第2項**）.

3. 指定届出機関は，30日以上の予告期間を設けて，その指定を辞退することができます（**第14条の2第5項**）.

表1・10　五類感染症及び指定届出機関の指定区分（施行規則第6条）

	定点把握対象の五類感染症	指定届出機関の指定区分
1	RSウイルス感染症，咽頭結膜熱，A群溶血性レンサ球菌咽頭炎，感染性胃腸炎（病原体がロタウイルスであるものを除く），水痘，手足口病，伝染性紅斑，突発性発しん，ヘルパンギーナ，流行性耳下腺炎	診療科名中に小児科を含む病院又は診療所
2	インフルエンザ（鳥インフルエンザ及び新型インフルエンザ等感染症を除く）及び新型コロナウイルス感染症	診療科名中に内科又は小児科を含む病院又は診療所
3	急性出血性結膜炎，流行性角結膜炎	診療科名中に眼科を含む病院又は診療所
4	性器クラミジア感染症，性器ヘルペスウイルス感染症，尖圭コンジローマ及び淋菌感染症	診療科名中に産婦人科若しくは産科若しくは婦人科，性感染症と組み合わせた名称を診療科名とする診療科又は泌尿器科若しくは皮膚科を含む病院又は診療所
5	クラミジア肺炎（オウム病を除く），細菌性髄膜炎，ペニシリン耐性肺炎球菌感染症，マイコプラズマ肺炎，無菌性髄膜炎，メチシリン耐性黄色ブドウ球菌感染症及び薬剤耐性緑膿菌感染症	患者を300人以上収容する施設を有する病院であり，その診療科名中に内科及び外科を含むもの
6	感染性胃腸炎（病原体がロタウイルスであるものに限る）	診療科名中に小児科を含む病院若しくは診療所又は患者を300人以上収容する施設を有する病院であって，その診療科名中に内科及び外科を含むもの

● 1・5・8　健 康 診 断

1. 都道府県知事は，一類感染症，二類感染症，三類感染症又は新型インフルエンザ等感染症のまん延を防止するため必要があると認めるとき，当該感染症にかかっていると疑うに足りる正当な理由のある者に対し当該感染症にかかっているかどうかに関する医師の健康診断を受け，又はその保護者に対し当該感染症に罹っていると疑うに足りる正当な理由のある者に健康診断を受けさせるべきことを勧告することができます（第17条第1項）.

2. 都道府県知事は，勧告を受けた者が当該勧告に従わないときは，当該勧告に係る感染症にかかっていると疑うに足りる正当な理由のある者につき，当該職員に健康診断を行わせることができます（第17条第2項）.

3. 都道府県知事は，健康診断の勧告をし，又は健康診断の措置を実施する場合，同時に，当該勧告をし，又は当該措置を実施する理由その他の厚生労働省令で定める事項を書面により通知しなければなりません．ただし，当該事項を書面により通知せず健康診断の勧告をし，又は健康診断の措置を実施すべき差し迫った必要がある場合，この限りではありません（第16条の3第5項　検体の採取等の規定に準ずる）.

4. 都道府県知事は，当該健康診断の勧告又は措置の後相当の期間内に，同項の理由その他の厚生労働省令で定める事項を記載した書面を交付しなければなりません（第16条の3第6項の規定に準ずる）.

表1・11　健康診断における「厚生労働省令で定める事項」（施行規則第13条）

1　健康診断の勧告をし，又は健康診断の措置を実施する理由
2　健康診断の勧告をする場合にあっては，健康診断を受け，受けさせるべき期限
3　健康診断の措置を実施する場合にあっては，健康診断を行う日時，場所及びその方法
4　健康診断の勧告をする場合にあっては，当該勧告に従わない場合に健康診断の措置を実施することがある旨
5〜12　略

● 1・5・9　就 業 制 限

都道府県知事は，一類感染症の患者及び二類感染症，三類感染症又は新型インフルエンザ等感染症の患者又は無症状病原体保有者に係る届出を受けた場合，当該感染症のまん延を防止するため必要があると認めるとき，当該者又はその保護者に対し，当該届出の内容その他の厚生労働省令で定める事項を書面により通知することができます（第18条第1項）.

● 1・5・10　入　院

1. 都道府県知事は，一類感染症のまん延を防止するため必要があると認めるとき，当該感染症の患者に対し，特定感染症指定医療機関若しくは第一種感染症指定医療機関に入院し，又はその保護者に入院させるべきことを勧告することができます．ただし，緊急その他やむを得ない理由があるときは，**特定感染症指定医療機関若しくは第一種感染症指**

定医療機関以外の病院若しくは診療所であり当該都道府県知事が適当と認めるものに入院し，又は入院させるべきことを勧告することができます（第19条第1項）．

2. 都道府県知事は，第1項の規定による勧告を受けた者が従わないときは，勧告に係る患者を特定感染症指定医療機関又は第一種感染症指定医療機関に入院させることができます（第19条第3項）．

3. 1，2の規定に係る入院の期間は，**72時間**を超えてはなりません（第19条第4項）．

4. 都道府県知事は，一類感染症のまん延を防止するために必要があると認められるときは，10日以内の期間を定めて特定感染症指定医療機関若しくは第一種感染症指定医療機関に入院し，又はその保護者に対し，当該入院に係る患者を入院させるべきことを勧告することができます．ただし，緊急その他やむを得ない理由があるときは，10日以内の期間を定めて，特定感染症指定医療機関若しくは第一種感染症指定医療機関以外の病院若しくは診療所であって，当該都道府県知事が適当と認めるものに入院し，又は当該患者を入院させるべきことを勧告できます（第20条第1項，第2項）．

1・5・11 退　院

1. 都道府県知事は，入院している一類感染症の患者について，当該入院に係る一類感染症の病原体を保有していないことが確認されたときは，退院させなければなりません（第22条第1項）．

2. 病院又は診療所の管理者は，入院している一類感染症の患者について，当該入院に係る一類感染症の病原体を保有していないことを確認したときは，都道府県知事に，その旨を通知しなければなりません（第22条第2項）．

1・5・12 消毒その他の措置

都道府県知事は，一類感染症，二類感染症，三類感染症又は四類感染症又は新型インフルエンザ等感染症の発生を予防し，又はそのまん延を防止するため必要があると認めるときは，厚生労働省令で定めるところにより，

① 感染症の病原体に汚染された場所の消毒（第27条）
② ねずみ族，昆虫等の駆除（第28条）
③ 物件に係る措置（物件の移動制限・禁止，消毒，廃棄等）（第29条）
④ 死体の移動制限等（第30条）
⑤ 生活の用に供される水の使用制限等（第31条）
⑥ 建物に係る措置（建物への立入制限・禁止）（第32条）
⑦ 交通の制限又は遮断（第33条）

を行うことができます．

1・5・13 入院患者の医療

都道府県は，都道府県知事が入院の勧告又は入院の措置を実施した場合において，当該入院

に係る患者（新感染症の所見がある者を含む）又はその保護者から申請があったときは，当該患者が感染症指定医療機関において受ける次に掲げる医療に要する費用を負担します（第37条第1項）．

① 診察

② 薬剤又は治療材料の支給

③ 医学的処置，手術及びその他の治療

④ 病院への入院及びその療養に伴う世話その他の看護

　ただし，都道府県は，第37条第1項に規定する患者若しくはその配偶者又は民法第877条第1項に定める扶養義務者が前項の費用の全部又は一部を負担することができると認められるときは，同項の規定にかかわらず，その限度において，同項の規定による負担をすることを要しません（第37条第2項）．

● 1・5・14　結核患者の医療

　都道府県は，結核の適正な医療を普及するため，その区域内に居住する結核患者又はその保護者から申請があったとき，当該結核患者が結核指定医療機関において**厚生労働省令で定める医療**を受けるために必要な費用の**100分の95**に相当する額を負担することができます（第37条の2第1項）．申請に関しては，当該結核患者の居住地を管轄する保健所長を経由して都道府県知事に対し，行わなければなりません（第37条の2第2項）．

表 1・12　結核患者（厚生労働省令で定める）医療の種類（施行規則第20条の2）

① 化学療法	④ ③に掲げる医療に必要なエックス線検査及び結核菌検査
② 外科的療法	⑤ ②③に掲げる医療に必要な処置その他の治療
③ 骨関節結核の装具療法	⑥ ②③に掲げる医療に必要な病院又は診療所への収容（食事の給与及び寝具設備を除く）

● 1・5・15　新感染症に係る健康診断

　都道府県知事は，新感染症のまん延を防止するため必要があると認めるとき，所定の手続きに従い，健康診断を行い，又は受けさせることを保護者に勧告できます（第45条第1項）．

● 1・5・16　新感染症の所見がある者の入院

　都道府県知事は，新感染症のまん延を防止するため必要があると認めるときは，10日以内の期間を定めて特定感染症指定医療機関若しくは，第一種協定指定医療機関に入院し，又は入院させるべきことを保護者に勧告することができます．緊急その他やむを得ない理由があるときは，特定感染症指定医療機関及び第一種協定指定医療機関以外の病院又は診療所であり都道府県知事が適当と認めるものに入院し，又は入院させるべきことを勧告することができます（第46条第1項）．

● 1・5・17　新感染症の所見がある者の退院

　都道府県知事は，当該入院に係る新感染症を公衆にまん延させるおそれがないことが確認さ

れたときは退院させなければなりません（第48条第1項）．また，入院している者又はその保護者から退院の求めがあったとき，当該者につき新感染症をまん延させるおそれがないかどうか確認をしなければなりません（第48条第4項）．

● 1・5・18　新感染症の政令による指定

国は新感染症に係る情報の収集及び分析により，当該新感染症の固有の病状及びまん延の防止のために講ずべき措置を示すことができるようになったときは，政令で定めるところにより，1年以内の政令で定める期間に限り，一類感染症及び一類感染症の患者とみなしてこの法律の全部又は一部を適用する措置を講じなければなりません（第53条第1項）．

● 1・5・19　結核患者に対する医療

❶ 定期の健康診断
事業者は当該事業者の行う事業において業務に従事する者に対し，学校の長等は当該学校の学生，生徒等に対し，市町村長はその他の一般市民に対し，政令で定める定期において，期日又は期間を指定し，結核に係る定期の健康診断を行わなければなりません（第53条の2第3項）．

　※各健康診断の対象者
　　① 事業者が行う健康診断
　　　学校（幼稚園を除く），病院，診療所，助産所，介護老人保健施設又は社会福祉施設において業務に従事する者
　　② 学校長が行う健康診断
　　　大学，高等学校，高等専門学校，専修学校，各種学校（修業年限1年未満のものを除く）又は矯正施設の学生又は生徒
　　③ 市町村が行う健康診断
　　　①，②の健康診断の対象者以外の者

❷ 受診義務
健康診断の対象者は，それぞれ指定された期日又は期間内に，事業者若しくは施設の長又は市町村長の行う健康診断を受けなければなりません（第53条の3）．

❸ 定期の健康診断に関する記録
定期の健康診断の実施者は，定期の健康診断を行い，又は診断書その他の文書の提出を受けたとき，遅滞なく，健康診断に関する記録を作成し，かつ，これを保存しなければなりません（第53条の6第1項）．健康診断実施者は，定期の健康診断を受けた者から記録の開示を求められたとき，正当な理由なくこれを拒んではなりません（第53条の6第2項）．

❹ 通報又は報告
健康診断実施者は，定期の健康診断を行ったとき，その健康診断につき，受診者の数その他厚生労働省令で定める事項を，当該健康診断を行った場所を管轄する保健所長を経由し，都道府県知事に通報又は報告しなければなりません（第53条の7）．

❺ 病院管理者の届出

病院の管理者は，結核患者が入院したとき，又は退院したときは，**7日以内**に，当該患者について厚生労働省令で定める事項を，最寄りの保健所長に届け出なければなりません（第53条の11）.

❻ 医師の指示

医師は，結核患者を診療したとき，本人又はその保護者若しくは現にその患者を看護する者に対し，処方した薬剤を確実に服用することその他厚生労働省令で定める患者の治療に必要な事項及び消毒その他厚生労働省令で定める感染の防止に必要な事項を指示しなければなりません（第53条の15）.

●1・5・20　費用負担

市町村及び都道府県は，当該法律の規定に基づきそれぞれ市町村及び都道府県知事が行う措置に関する費用を支弁します．また，都道府県は市町村の支弁する費用の3分の2を負担します．国は，都道府県が支弁又は負担する費用のうち，入院患者の医療に要する費用（結核患者の医療を除く）については4分の3を，その他の費用についてはその2分の1を負担します．

表1・13　費用負担区分

区分	関係条文	費用負担	公費負担		
健康診断	第17条 第45条 第61条	・国及び都道府県負担	公費適用	国 都道府県	2分の1 2分の1
一類感染症 二類感染症	第19条 第20条 第37条，第37条の2 第39～41条 第61条	・入院医療　医療保険適用 ・自己負担分について国及び都道府県負担	公費一部適用	国 都道府県 （患者の申請による）	4分の3 4分の1
新型インフルエンザ等感染症	第19条，第20条 第37条 第44条の2～5 第61条	・入院医療　医療保険適用 ・自己負担分について国及び都道府県負担	公費一部適用	国 都道府県 （患者の申請による）	4分の3 4分の1
新感染症	第37条 第46条 第61条	・入院医療　医療保険の適用なし	全額公費負担	国 都道府県 （患者の申請による）	4分の3 4分の1
三・四・五類感染症	特に規定なし	・医療保険適用 ・自己負担あり	公費負担なし		

※入院医療についての費用負担の規定はあるが，第37条の2（結核患者の医療）を除き，通院医療についての定めはない（結核患者の医療を除き，入院以外は一般医療となり公費負担はない）.

表 1・14　感染症類型ごとの医療体制・医療負担

類　型	対　応	届　出	医療体制	医療費負担
一類感染症	原則入院 （入院勧告）*1	全医療機関の全数届出義務	第一種感染症指定医療機関 （都道府県知事指定） 注）上記は二種も担当	医療保険適用（申請により自己負担分は公費負担）*3
二類感染症	状況に応じて入院 （入院勧告）*1		第二種感染症指定医療機関 （都道府県知事指定）	
三類感染症	特定業務への就業制限		一般の医療機関	医療保険適用 （自己負担あり）
四類感染症	感染源動物の輸入禁止，駆除等			
五類感染症	（A）無			
	（B）無	定点観測 *2		
新型インフルエンザ等感染症	原則入院 （入院勧告）*1	全医療機関 全数届出義務	第一種感染症指定医療機関 第二種感染症指定医療機関 特定感染症指定医療機関	医療保険適用（申請により自己負担分は公費負担）
指定感染症	一〜三類に準ずる扱い			
新感染症	原則入院 （入院勧告）*1	全医療機関 届出	特定感染症指定医療機関 （厚生労働大臣指定） 注）上記は一，二種も担当	全額公費負担

*1　「入院勧告」に応じない患者については，「入院措置」（知事命令による入院）を行う．
*2　「指定届出医療機関」が発生状況を届け出る．五類感染症のうち「発生数の多い感染症（33 種）」を定点観測する．
*3　居住地の保健所長を経由して都道府県知事に対して（公費負担の）申請をする．結核患者の適正医療については，5%の自己負担あり．

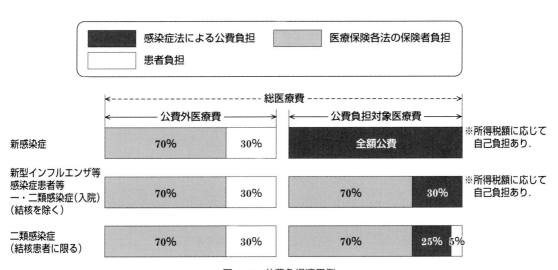

図 1・1　公費負担適用例

1・6
生活保護法

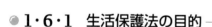

1・6・1　生活保護法の目的

　この法律は，日本国憲法第25条に規定する理念に基き，国が生活に困窮するすべての国民に対し，その困窮の程度に応じ，必要な保護を行い，その**最低限度の生活**を保障するとともに，その自立を助長することを目的としています（第1条）.

※最低限度の生活（日本国憲法第25条）
　この法律により保障される最低限度の生活は，健康で文化的な生活水準を維持することができるものでなければなりません.

1・6・2　保護の補足性

1. 保護は，生活に困窮する者が，その利用し得る資産，能力その他あらゆるものを，その最低限度の生活の維持のために活用することを要件として行われます（第4条第1項）.
2. 民法に定める扶養義務者の扶養及び他の法律に定める扶助は，すべてこの法律による保護に優先して行われるものとします（第4条第2項）.

※他法優先の原則
　生活保護法は，その趣旨から最低限度の生活保障のための最後の手段として適用されるものであることから，その他の医療保険及びその他の公費負担制度等あらゆるものを活用した残りの部分が初めて適用されます.

1・6・3　生活保護法における用語の定義 （第6条）

1. 被保護者：現に保護を受けている者
2. 要保護者：現に保護を受けているか否かにかかわらず，保護を必要とする状態にある者
3. 保護金品：保護として給与し，又は貸与される金銭及び物品
4. 金銭給付：金銭の給与又は貸与により，保護を行うこと
5. 現物給付：物品の給与又は貸与，医療の給付，役務の提供その他金銭給付以外の方法で保護を行うこと

1・6・4　保護の種類

　保護の種類は，生活扶助，教育扶助，住宅扶助，**医療扶助**，**介護扶助**，**出産扶助**，生業扶助，葬祭扶助の8種類あり，要保護者の必要に応じ，単給又は併給として行われます（第11条）.

❶ 医 療 扶 助
　医療扶助は，困窮のため最低限度の生活を維持することのできない者に対し，次に掲げる事

項の範囲内において行われます（第15条）.

①　診察
②　薬剤又は治療材料
③　医学的処置，手術及びその他の治療並びに施術
④　居宅における療養上の管理及びその療養に伴う世話その他の看護
⑤　病院又は診療所への入院及びその療養に伴う世話その他の看護
⑥　移送

❷ 介 護 扶 助

介護扶助は，困窮のため最低限度の生活を維持することのできない要介護者に対し，①から④まで及び⑨に掲げる事項の範囲内において行われ，困窮のため最低限度の生活を維持することのできない要支援者に対し，⑤から⑨までに掲げる事項の範囲内において行われ，困窮のため最低限度の生活を維持することのできない居宅要支援被保険者等に相当する者に対して，⑧及び⑨に掲げる事項の範囲内において行われます（第15条の2）.

①　居宅介護（居宅介護支援計画に基づき行うものに限る）
②　福祉用具
③　住宅改修
④　施設介護
⑤　介護予防（介護予防支援計画に基づき行うものに限る）
⑥　介護予防福祉用具
⑦　介護予防住宅改修
⑧　介護予防・日常生活支援
⑨　移送

❸ 出 産 扶 助

出産扶助は，困窮のため最低限度の生活を維持することのできない者に対し，次に掲げる事項の範囲内において行われます（第16条）.

①　分べんの介助
②　分べん前及び分べん後の処置
③　脱脂綿，ガーゼその他の衛生材料

1・6・5　保護の方法

❶ 医 療 扶 助

原則，**現物給付**により行います．ただし，これによることができないとき，これによることが適当でないとき，その他保護の目的を達するため必要があるときは，金銭給付により行うことができます（第34条第1項）.現物給付のうち，医療の給付は，医療保護施設の利用若しくは第49条により指定を受けた医療機関にこれを委託して行います（第34条第2項）.ただし，急迫した事情がある場合，被保護者は，指定を受けない医療機関につき医療の給付を受け，又は指定を受けない施術者につき施術の給付を受けることができます（第34条第7項）.医療扶

助のための保護金品は，被保護者に対して交付します（第34条第8項）．

❷ 介 護 扶 助

　原則，**現物給付**により行います．ただし，これによることができないとき，これによることが適当でないとき，その他保護の目的を達するために必要があるときは，金銭給付により行うことができます（第34条の2第1項）．現物給付のうち，居宅介護，福祉用具の給付，施設介護，介護予防等は，介護機関であり指定を受けたものに委任して行われます（第34条の2第2項）．

❸ 出 産 扶 助

　原則，**金銭給付**により行います．ただし，これによることができないとき，これによることが適当でないとき，その他保護の目的を達するために必要があるときは，現物給付により行うことができます（第35条第1項）．現物給付のうち，助産の給付は，第55条第1項の規定により指定を受けた助産師に委託して行います（第35条第2項）．

◉ 1・6・6　医療機関の指定

　厚生労働大臣は，国の開設した病院若しくは診療所又は薬局について，都道府県知事は，その他の病院，診療所若しくは薬局について，この法律による医療扶助のための医療を担当させる機関を指定します（指定医療機関制度）（第49条）．

◉ 1・6・7　指定医療機関の義務

　指定医療機関は，厚生労働大臣の定めるところにより，懇切丁寧に被保護者の医療を担当しなければなりません（第50条第1項）．また，被保護者の医療につき，厚生労働大臣又は都道府県知事の行う指導に従わなければなりません（第50条第2項）．

◉ 1・6・8　診療方針及び診療報酬

　指定医療機関の診療方針及び診療報酬は，国民健康保険の診療方針及び診療報酬の例によります（第52条第1項）．なお，診療方針及び診療報酬によることのできないとき，及びこれによることを適当としないときの診療方針及び診療報酬は，厚生労働大臣の定めるところによります（第52条第2項）．

1・7
高齢者の医療の確保に関する法律

● 1・7・1　高齢者の医療の確保に関する法律の目的

　国民の高齢期における適切な医療の確保を図るため，医療費の適正化を推進するための計画の作成及び保険者による健康診査等の実施に関する措置を講ずるとともに，高齢者の医療につき，国民の共同連帯の理念等に基づき，前期高齢者に係る保険者間の費用負担の調整，後期高齢者に対する適切な医療の給付等を行うために必要な制度を設け，もって国民保健の向上及び高齢者の福祉の増進を図ることを目的としています（第1条）．

● 1・7・2　基本的理念

　国民は，自助と連帯の精神に基づき，自ら加齢に伴い生じる心身の変化を自覚して常に健康の保持増進に努めるとともに，高齢者の医療に要する費用を公平に負担するものとします（第2条第1項）．また，国民は，年齢，心身の状況等に応じ，職域若しくは地域又は家庭において，高齢期における健康の保持を図るための適切な保健サービスを受ける機会を与えられるものとします（第2条第2項）．

● 1・7・3　責　務

❶ 国の責務
　国民の高齢期における医療に要する費用の適正化を図るための取組が円滑に実施され，高齢者医療制度の運営が健全に行われるよう必要な各般の措置を講ずるとともに，当該法律の目的達成に資するため，医療，公衆衛生，社会福祉その他の関連施策を積極的に推進しなければなりません（第3条）．

❷ 地方公共団体の責務
　この法律の趣旨を尊重し，住民の高齢期における医療に要する費用の適正化を図るための取組及び高齢者医療制度の運営が適切かつ円滑に行われるよう所要の施策を実施しなければなりません（第4条第1項）．

❸ 保険者の責務
　加入者の高齢期における健康の保持のため必要な事業を積極的に推進するよう努めるとともに，高齢者医療制度の運営が健全かつ円滑に実施されるよう協力しなければなりません（第5条）．

❹ 医療の担い手等の責務
　医師，歯科医師，薬剤師，看護師その他の医療の担い手並びに医療提供施設の開設者及び管理者は，各般の措置，施策及び事業に協力しなければなりません（第6条）．

● 1・7・4　後期高齢者医療制度

❶ 被保険者

次のいずれかの該当者は，後期高齢者医療広域連合が行う後期高齢者医療の被保険者とします（第50条）．

① 後期高齢者医療広域連合の区域内に住所を有する75歳以上の者

② 後期高齢者医療広域連合の区域内に住所を有する65歳以上75歳未満の者で，厚生労働省令で定めるところにより，政令で定める程度の障害の状態にある旨の当該後期高齢者医療広域連合の認定を受けたもの

❷ 適用除外

次のいずれかの該当者は，後期高齢者医療広域連合が行う後期高齢者医療の被保険者としません（第51条）．

① 生活保護法による保護を受けている世帯（その保護を停止されている世帯を除く）に属する者

② ①に掲げるもののほか，後期高齢者医療の適用除外とすべき特別の理由がある者で厚生労働省令で定めるもの

❸ 後期高齢者医療給付の種類

被保険者に係るこの法律による給付（後期高齢者医療給付）は，次のとおりとします（第56条）．

① 療養の給付並びに入院時食事療養費，入院時生活療養費，保険外併用療養費，療養費，訪問看護療養費，特別療養費及び移送費の支給

② 高額療養費及び高額介護合算療養費の支給

③ ①，②に掲げるもののほか，後期高齢者医療広域連合の条例で定めるところにより行う給付（特定疾病・葬祭費など）

❹ 療養の給付

後期高齢者医療広域連合は，被保険者の疾病又は負傷に関し，**次に掲げる療養の給付**を行います．ただし，当該被保険者が被保険者資格証明書の交付を受けている間は，この限りではありません（第64条第1項）．

① 診察

② 薬剤又は治療材料の支給

③ 処置，手術その他の治療

④ 居宅における療養上の管理及びその療養に伴う世話その他の看護

⑤ 病院又は診療所への入院及びその療養に伴う世話その他の看護

※次に掲げる療養に係る給付は，前項の給付に含まれません（第64条第2項）．

1) 食事提供がある療養で，前項⑤に掲げる療養（長期入院療養を除く）と併せて行うもの（**食事療養**）

2) 次に掲げる療養で，前項⑤に掲げる療養（長期入院療養に限る）と併せて行うもの

（**生活療養**）

a. 食事の提供である療養

b. 温度，照明及び給水に関する適切な療養環境の形成である療養

3）厚生労働大臣が定める高度の医療技術を用いた療養その他の療養であって，前項の給付の対象とすべきものであるか否かについて，適正な医療の効率的な提供を図る観点から評価を行うことが必要な療養（4）の患者申出療養を除く.）として厚生労働大臣が定めるもの（**評価療養**）

4）高度の医療技術を用いた療養であって，当該療養を受けようとする者の申出に基づき，前項の給付の対象とすべきものであるか否かについて，適正な医療の効率的な提供を図る観点から評価を行うことが必要な療養として厚生労働大臣が定めるもの（**患者申出療養**）

5）被保険者の選定に係る特別の病室の提供その他の厚生労働大臣が定める療養（**選定療養**）

❺ 保険医療機関等の責務

保険医療機関等又は保険医等（健康保険法に規定する保険医又は保険薬剤師）は，第 71 条第 1 項の療養の給付の取扱い及び担当に関する基準に従い，後期高齢者医療の療養の給付を取り扱い，又は担当しなければなりません（第 65 条）.

1・7・5　後期高齢者医療給付の制限

1. 被保険者又は被保険者であった者が，自己の故意の犯罪行為により，又は故意に疾病にかかり，若しくは負傷したときは，**療養の給付等**は，行われません（第 87 条）.

2. 被保険者が闘争，泥酔又は著しい不行跡により疾病にかかり，又は負傷したときは，当該疾病又は負傷に係る**療養の給付等**は，その全部又は一部を行わないことができます（第 88 条）.

3. 被保険者又は被保険者であった者が，刑事施設，労役場その他これらに準ずる施設に拘禁された場合は，その期間に係る**療養の給付等**は，行われません（第 89 条）.

4. 後期高齢者医療広域連合は，被保険者又は被保険者であった者が，正当な理由がなく療養に関する指示に従わないときは，**療養の給付等**の一部を行わないことができます（第 90 条）.

5. 後期高齢者医療広域連合は，被保険者若しくは被保険者であった者又は後期高齢者医療給付を受ける者が，正当な理由がなく第 60 条の規定による命令に従わず，又は答弁若しくは受診を拒んだときは，療養の給付等の全部又は一部を行わないことができます（第 91 条）.

※**療養の給付等**

当該疾病又は負傷に係る療養の給付又は入院時食事療養費，入院時生活療養費，保険外併用療養費，療養費，訪問看護療養費，特別療養費若しくは移送費の支給のことをいいます.

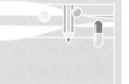

1・8

老人福祉法

● 1・8・1　老人福祉法の目的

この法律は，老人の福祉に関する原理を明らかにするとともに，老人に対し，その心身の健康の保持及び生活の安定のために必要な措置を講じ，もって老人の福祉を図ることを目的とします（第1条）.

● 1・8・2　老人福祉法の基本的理念

1. 老人は，多年にわたり社会の進展に寄与してきた者として，かつ，豊富な知識と経験を有する者として敬愛されるとともに，生きがいを持てる健全で安らかな生活を保障されるものとします（第2条）.

2. 老人は，老齢に伴って生ずる心身の変化を自覚し，常に心身の健康を保持し，又は，その知識と経験を活用して，社会的活動に参加するように努めるものとします（第3条第1項）.

3. 老人は，その希望と能力とに応じ，適当な仕事に従事する機会その他社会的活動に参加する機会を与えられるものとします（第3条第2項）.

● 1・8・3　老人福祉増進の責務

1. 国及び地方公共団体は，老人の福祉を増進する責務を有します（第4条第1項）.

2. 国及び地方公共団体は，老人の福祉に関係のある施策を講ずるに当たり，その施策を通じ，基本的理念が具現されるよう配慮しなければなりません（第4条第2項）.

3. 老人の生活に直接影響を及ぼす事業を営む者は，その事業運営に当たり，老人福祉が増進されるよう努めなければなりません（第4条第3項）.

● 1・8・4　老人福祉法における定義

❶ 老人居宅生活支援事業

老人居宅介護等事業，老人デイサービス事業，老人短期入所事業，小規模多機能型居宅介護事業，認知症対応型老人共同生活援助事業及び複合型サービス福祉事業（第5条の2第1項）.

❷ 老人居宅介護等事業

介護保険法の規定による訪問介護に係る居宅介護サービス費若しくは定期巡回・随時対応型訪問介護看護若しくは夜間対応型訪問介護に係る地域密着型介護サービス費の支給に係る者その他の政令で定める者につき，これらの者の居宅において入浴，排せつ，食事等の介護その他の日常生活を営むのに必要な便宜であって厚生労働省令で定めるものを供与する事業又は同法

第115条の45第1項第一号イに規定する第一号訪問事業（以下「第一号訪問事業」という）であって厚生労働省令で定めるもの（第5条の2第2項）.

❸ 老人デイサービス事業

通所介護に係る居宅介護サービス費，地域密着型通所介護若しくは認知症対応型通所介護に係る地域密着型介護サービス費若しくは介護予防認知症対応型通所介護に係る地域密着型介護予防サービス費の支給に係る者その他の政令で定める者を特別養護老人ホームその他の厚生労働省令で定める施設に通わせ，これらの者につき入浴，排せつ，食事等の介護，機能訓練，介護方法の指導その他の厚生労働省令で定める便宜を供与する事業又は，第一号通所事業であって厚生労働省令で定めるもの（第5条の2第3項）.

❹ 老人短期入所事業

短期入所生活介護に係る居宅介護サービス費若しくは介護予防短期入所生活介護に係る介護予防サービス費の支給に係る者その他の政令で定める者を特別養護老人ホームその他の厚生労働省令で定める施設に短期間入所させ，養護する事業（第5条の2第4項）.

❺ 小規模多機能型居宅介護事業

小規模多機能型居宅介護に係る地域密着型介護サービス費若しくは介護予防小規模多機能型居宅介護に係る地域密着型介護予防サービス費の支給に係る者その他の政令で定める者につき，これらの者の心身の状況，置かれている環境等に応じ，それらの者の選択に基づき，それらの者の居宅において，又は厚生労働省令で定めるサービスの拠点に通わせ，若しくは短期間宿泊させ，当該拠点において，入浴，排せつ，食事等の介護その他の日常生活を営むのに必要な便宜であって厚生労働省令で定めるもの及び機能訓練を供与する事業（第5条の2第5項）.

❻ 認知症対応型老人共同生活援助事業

認知症対応型共同生活介護に係る地域密着型介護サービス費若しくは介護予防認知症対応型共同生活介護に係る地域密着型介護予防サービス費の支給に係る者その他の政令で定める者につき，これらの者が共同生活を営むべき住居において入浴，排せつ，食事等の介護その他の日常生活上の援助を行う事業（第5条の2第6項）.

❼ 複合型サービス福祉事業

複合型サービス（訪問介護，通所介護，短期入所生活介護，定期巡回・随時対応型訪問介護看護，夜間対応型訪問介護，地域密着型通所介護，認知症対応型通所介護又は小規模多機能型居宅介護（以下「訪問介護等」という.）を含むものに限る.）に係る地域密着型介護サービス費の支給に係る者その他の政令で定める者につき，同法に規定する訪問介護，訪問入浴介護，訪問看護，訪問リハビリテーション，居宅療養管理指導，通所介護，通所リハビリテーション，短期入所生活介護，短期入所療養介護，定期巡回・随時対応型訪問介護看護，夜間対応型訪問介護，地域密着型通所介護，認知症対応型通所介護又は小規模多機能型居宅介護を二種類以上組み合わせることにより提供されるサービスのうち，当該訪問看護及び小規模多機能型居宅介護の組合せその他の居宅要介護者について一体的に提供されることが特に効果的かつ効率的なサービスの組合せにより提供されるサービスとして厚生労働省令で定めるものを供与する事業（第5条の2第7項）.

❽ 老人福祉施設

老人デイサービスセンター，老人短期入所施設，養護老人ホーム，特別養護老人ホーム，軽費老人ホーム，老人福祉センター及び老人介護支援センター（第5条の3）．

● 1・8・5　福祉の措置の実施者

65歳以上の者（65歳未満で特に必要があると認められる者を含む）又は養護者に対する福祉の措置は，その65歳以上の者が居住地を有するときは，その居住地の市町村が，居住地を有しないか，又はその居住地が明らかでないときは，その現在地の市町村が行います．

入所している65歳以上の者については，その65歳以上の者が入所前に居住地を有した者であるときは，その居住地の市町村が，その65歳以上の者が入所前に居住地を有しないか，又はその居住地が明らかでなかった者であるときは，入所前におけるその65歳以上の者の所在地の市町村が行います（第5条の4第1項）．

市町村は，この法律の施行に関し，**次に掲げる業務**を行わなければなりません（第5条の4第2項）．

①　老人の福祉に関し，必要な実情の把握に努めること

②　老人の福祉に関し，必要な情報の提供を行い，並びに相談に応じ，必要な調査及び指導を行い，並びにこれらに付随する業務を行うこと

● 1・8・6　保健所の協力

保健所は，老人の福祉に関し，老人福祉施設等に対し，栄養の改善その他衛生に関する事項について必要な協力を行います（第8条）．

● 1・8・7　介護等に関する措置

身体上又は精神上の障害があるため，日常生活を営むのに支障がある老人の介護等に関する措置につき，この法律に定めるもののほか，介護保険法で定めるものとします（第10条）．

● 1・8・8　連携及び調整

この法律に基づく福祉の措置の実施に当たっては，介護保険法に基づく措置との連携及び調整に努めなければなりません（第10条の2）．

● 1・8・9　福祉の措置

❶ 居宅における介護等

市町村は，必要に応じ，次の措置を採ることができます（第10条の4第1項）．

①　65歳以上の者であって，身体上又は精神上の障害があるために日常生活を営むのに支障があるものが，やむを得ない事由により介護保険法に規定する訪問介護，定期巡回・随時対応型訪問介護看護若しくは夜間対応型訪問介護又は第一号訪問事業を利用することが著しく困難であると認めるときは，その者につき，政令で定める基準に従い，その者の居

宅において第5条の2第2項の厚生労働省令で定める便宜を供与し，又は当該市町村以外の者に当該便宜を供与することを委託すること．

② 65歳以上の者であって，身体上又は精神上の障害があるために日常生活を営むのに支障があるものが，やむを得ない事由により介護保険法に規定する通所介護，地域密着型通所介護，認知症対応型通所介護若しくは介護予防認知症対応型通所介護又は第一号通所事業を利用することが著しく困難であると認めるときは，その者（養護者を含む．）を，政令で定める基準に従い，当該市町村の設置する老人デイサービスセンター若しくは老人デイサービスセンター等に通わせ，第5条の2第3項の厚生労働省令で定める便宜を供与し，又は当該市町村以外の者の設置する老人デイサービスセンター等に通わせ，当該便宜を供与することを委託すること．

③ 65歳以上の者であって，養護者の疾病その他の理由により，居宅において介護を受けることが一時的に困難となったものが，やむを得ない事由により介護保険法に規定する短期入所生活介護又は介護予防短期入所生活介護を利用することが著しく困難であると認めるときは，その者を，政令で定める基準に従い，当該市町村の設置する老人短期入所施設若しくは老人短期入所施設等に短期間入所させ，養護を行い，又は当該市町村以外の者の設置する老人短期入所施設等に短期間入所させ，養護することを委託すること．

④ 65歳以上の者であって，身体上又は精神上の障害があるために日常生活を営むのに支障があるものが，やむを得ない事由により介護保険法に規定する小規模多機能型居宅介護又は介護予防小規模多機能型居宅介護を利用することが著しく困難であると認めるときは，その者につき，政令で定める基準に従い，その者の居宅において，又は第5条の2第5項の厚生労働省令で定めるサービスの拠点に通わせ，若しくは短期間宿泊させ，当該拠点において，同項の厚生労働省令で定める便宜及び機能訓練を供与し，又は当該市町村以外の者に当該便宜及び機能訓練を供与することを委託すること．

⑤ 65歳以上の者であって，認知症であるために日常生活を営むのに支障があるもの（その者の認知症の原因となる疾患が急性の状態にある者を除く．）が，やむを得ない事由により認知症対応型共同生活介護又は介護予防認知症対応型共同生活介護を利用することが著しく困難であると認めるときは，その者につき，政令で定める基準に従い，第5条の2第6項に規定する住居において入浴，排せつ，食事等の介護その他の日常生活上の援助を行い，又は当該市町村以外の者に当該住居において入浴，排せつ，食事等の介護その他の日常生活上の援助を行うことを委託すること．

⑥ 65歳以上の者であって，身体上又は精神上の障害があるために日常生活を営むのに支障があるものが，やむを得ない事由により介護保険法に規定する複合型サービスを利用することが著しく困難であると認めるときは，その者につき，政令で定める基準に従い，第5条の2第7項の厚生労働省令で定めるサービスを供与し，又は当該市町村以外の者に当該サービスを供与することを委託すること．

❷ 老人ホームへの入所等

市町村は，必要に応じて，次の措置を採らなければなりません（第 11 条）．

① 　65 歳以上の者で，環境上の理由及び経済的理由（政令で定めるものに限る）により居宅において養護を受けることが困難なものを当該市町村の設置する**養護老人ホーム**に入所させ，又は当該市町村以外の者の設置する**養護老人ホーム**に入所を委託すること（第 11 条第 1 項第一号）．

② 　65 歳以上の者で，身体上又は精神上著しい障害があるために常時の介護を必要とし，かつ，居宅においてこれを受けることが困難なものが，やむを得ない事由により介護保険法に規定する地域密着型介護老人福祉施設又は介護老人福祉施設に入所することが著しく困難であると認めるときは，その者を当該市町村の設置する**特別養護老人ホーム**に入所させ，又は当該市町村以外の者の設置する**特別養護老人ホーム**に入所を委託すること（第 11 条第 1 項第二号）．

③ 　65 歳以上の者で，養護者がないか，又は養護者があってもこれに養護させることが不適当であると認められるものの養護を養護受託者（老人を自己の下に預って養護することを希望する者で，市町村長が適当と認めるものをいう）のうち政令で定めるものに委託すること（第 11 条第 1 項第三号）．

❸ 老人福祉の増進のための事業

地方公共団体は，老人の心身の健康の保持に資するための教養講座，レクリエーションその他広く老人が自主的かつ積極的に参加することができる事業を実施するよう努めなければなりません（第 13 条第 1 項）．また，老人の福祉増進を目的とする事業の振興を図るとともに，老人クラブその他当該事業を行う者に対し，適当な援助をするよう努めなければなりません（第 13 条第 2 項）．

● 1・8・10　事業及び施設

❶ 老人居宅生活支援事業の開始

国及び都道府県以外の者は，厚生労働省令の定めるところにより，あらかじめ，厚生労働省令で定める事項を都道府県知事に届け出て，老人居宅生活支援事業を行うことができます（第 14 条）．

❷ 老人福祉施設の種類

① 　老人デイサービスセンター

第 10 条の 4 第 1 項第二号の措置に係る者又は介護保険法の規定による通所介護に係る居宅介護サービス費，地域密着型通所介護若しくは認知症対応型通所介護に係る地域密着型介護サービス費若しくは介護予防認知症対応型通所介護に係る地域密着型介護予防サービス費の支給に係る者若しくは第一号通所事業であって厚生労働省令で定めるものを利用する者その他の政令で定める者（その者を現に養護する者を含む．）を通わせ，第 5 条の 2 第 3 項の厚生労働省令で定める便宜を供与することを目的とする施設（第 20 条の 2 の 2）．

② 　老人短期入所施設

第10条の4第1項第三号の措置に係る者又は介護保険法の規定による短期入所生活介護に係る居宅介護サービス費若しくは介護予防短期入所生活介護に係る介護予防サービス費の支給に係る者その他の政令で定める者を短期間入所させ，養護することを目的とする施設（第20条の3）．

③　養護老人ホーム

第11条第1項第一号の措置に係る者を入所させ，養護するとともに，その者が自立した日常生活を営み，社会的活動に参加するために必要な指導及び訓練その他の援助を行うことを目的とする施設（第20条の4）．

④　特別養護老人ホーム

第11条第1項第二号の措置に係る者又は介護保険法の規定による地域密着型介護老人福祉施設入所者生活介護に係る地域密着型介護サービス費若しくは介護福祉施設サービスに係る施設介護サービス費の支給に係る者その他の政令で定める者を入所させ，養護することを目的とする施設（第20条の5）．

⑤　軽費老人ホーム

無料又は低額な料金で，老人を入所させ，食事の提供その他日常生活上必要な便宜を供与することを目的とする施設（第20条の2の2から前条までに定める施設を除く）（第20条の6）．

⑥　老人福祉センター

無料又は低額な料金で，老人に関する各種の相談に応じるとともに，老人に対し，健康の増進，教養の向上及びレクリエーションのための便宜を総合的に供与することを目的とする施設（第20条の7）．

⑦　老人介護支援センター

地域の老人の福祉に関する各般の問題につき，老人，その者を現に養護する者，地域住民その他の者からの相談に応じ，必要な助言を行うとともに，主として居宅において介護を受ける老人又はその者を現に養護する者と市町村，老人居宅生活支援事業を行う者，老人福祉施設，医療施設，老人クラブその他老人の福祉を増進することを目的とする事業を行う者等との連絡調整その他の厚生労働省令で定める援助を総合的に行うことを目的とする施設（第20条の7の2）．

❸ 措置の受託義務

老人居宅生活支援事業を行う者並びに老人デイサービスセンター及び老人短期入所施設の設置者は，委託を受けたときは，正当な理由がない限り，これを拒んではなりません（第20条第1項）．

養護老人ホーム及び特別養護老人ホームの設置者は，入所の委託を受けたときは，正当な理由がない限り，これを拒んではなりません（第20条第2項）．

❹ 処遇の質の評価等

老人居宅生活支援事業を行う者及び老人福祉施設の設置者は，自らその行う処遇の質の評価を行うことその他の措置を講ずることにより，常に処遇を受ける者の立場で行うように努めなければなりません（第20条の2）．

● 1・8・11　有料老人ホーム

　有料老人ホームを設置しようとする者は，あらかじめ，その施設を設置しようとする地の都道府県知事に，**次の各号に掲げる事項**を届け出なければなりません（第 29 条第 1 項）.

① 施設の名称及び設置予定地

② 設置しようとする者の氏名及び住所又は名称及び所在地

③ その他厚生労働省令で定める事項

　届出をした者は，各号に掲げる事項に変更を生じたときは，変更の日から一月以内に，その旨を当該都道府県知事に届け出なければなりません（第 29 条第 2 項）.

　また，その事業を廃止し，又は休止しようとするときは，その廃止又は休止の日の一月前までに，その旨を当該都道府県知事に届け出なければなりません（第 29 条第 3 項）.

　有料老人ホームの設置者は，当該有料老人ホームの事業について，厚生労働省令で定めるところにより，帳簿を作成し，これを保存しなければなりません（第 29 条第 6 項）.

　また，当該有料老人ホームに入居する者又は入居しようとする者に対して，当該有料老人ホームにおいて供与する介護等の内容その他の厚生労働省令で定める事項に関する情報を開示しなければなりません（第 29 条第 7 項）.

　有料老人ホームの設置者のうち，終身にわたって受領すべき家賃その他厚生労働省令で定めるものの全部又は一部を前払金として一括して受領するものは，当該前払金の算定の基礎を書面で明示し，かつ，当該前払金について返還債務を負うこととなる場合に備えて厚生労働省令で定めるところにより必要な保全措置を講じなければなりません（第 29 条第 9 項）.

※有料老人ホーム

　老人を入居させ，入浴，排せつ若しくは食事の介護，食事の提供又はその他の日常生活上必要な便宜であって厚生労働省令で定めるものの供与（他に委託して供与をする場合及び将来において供与をすることを約する場合を含む）をする事業を行う施設で，老人福祉施設，認知症対応型老人共同生活援助事業を行う住居その他厚生労働省令で定める施設でないものをいいます.

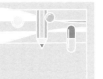

1・9
身体障害者福祉法

1・9・1　身体障害者福祉法の目的

　この法律は，障害者総合支援法と相まって，身体障害者の自立と社会経済活動への参加を促進するため，身体障害者を援助し，及び必要に応じて保護し，もって身体障害者の福祉の増進を図ることを目的としています（第1条）.

1・9・2　自立への努力及び機会の確保

　すべての身体障害者は，
1. 自ら進んでその障害を克服し，その有する能力を活用することにより，社会経済活動に参加することができるように努めなければならないとされています（第2条第1項）.
2. 社会を構成する一員として社会，経済，文化その他あらゆる分野の活動に参加する機会を与えられるものとします（第2条第2項）.

1・9・3　国，地方公共団体及び国民の責務

❶ 国及び地方公共団体の責務
　国及び地方公共団体は，同法の理念が実現されるように配慮し，身体障害者の自立と社会経済活動への参加を促進するための援助と必要な保護（更生援護）を総合的に実施するように努めなければなりません（第3条第1項）.

❷ 国民の責務
　国民は，社会連帯の理念に基づき，身体障害者がその障害を克服し，社会経済活動に参加しようとする努力に対し，協力するように努めなければなりません（第3条第2項）.

1・9・4　身体障害者福祉法における各定義

❶ 身体障害者
　身体上の障害がある18歳以上の者で，都道府県知事から身体障害者手帳の交付を受けたものをいいます（第4条）.

❷ 身体障害者生活訓練等事業
　身体障害者に対する点字又は手話の訓練その他の身体障害者が日常生活又は社会生活を営むために必要な**厚生労働省令で定める訓練**その他の援助を提供する事業をいいます（第4条の2第1項）.

41

表 1・15　厚生労働省令で定める訓練

> 点字，手話，歩行及び発声の訓練，残存視力を活用する訓練，人工肛門又は人工膀胱を使用している者に対する社会適応訓練，家事の訓練並びに福祉用具及び情報機器を使用する訓練等

❸ 手話通訳事業

聴覚障害者等につき，手話通訳等（手話その他厚生労働省令で定める方法により聴覚障害者等とその他の者の意思疎通を仲介すること）に関する便宜を供与する事業をいいます（第 4 条の 2 第 2 項）．

❹ 介助犬訓練事業及び聴導犬訓練事業

介助犬訓練事業とは，介助犬の訓練を行うとともに，肢体の不自由な身体障害者に対し，介助犬の利用に必要な訓練を行う事業をいい，**聴導犬訓練事業**とは，聴導犬の訓練を行うとともに，聴覚障害のある身体障害者に対し，聴導犬の利用に必要な訓練を行う事業をいいます（第 4 条の 2 第 3 項）．

❺ 身体障害者社会参加支援施設及び医療保健施設

身体障害者社会参加支援施設とは，身体障害者福祉センター，補装具製作施設，盲導犬訓練施設及び視聴覚障害者情報提供施設をいい（第 5 条第 1 項），医療保健施設とは，地域保健法に基づく保健所並びに医療法に規定する病院及び診療所をいいます（第 5 条第 2 項）．

● 1・9・5　身体障害者手帳

身体に障害のある者は，都道府県知事の定める医師の診断書を添えて，その居住地（居住地を有しないときは，その現在地）の都道府県知事に身体障害者手帳の交付を申請することができます．ただし，本人が 15 歳に満たないときは，その保護者（親権を行う者及び後見人をいう．ただし，児童福祉法の規定により里親に委託され，又は児童福祉施設に入所した児童については，当該里親又は児童福祉施設の長とする）が代わって申請します（第 15 条第 1 項）．

※身体障害の範囲

❶ 視覚障害で，永続するもの

① 両眼の視力がそれぞれ 0.1 以下のもの

② 一眼の視力が 0.02 以下，他眼の視力が 0.6 以下のもの

③ 両眼の視野がそれぞれ 10 度以内のもの

④ 両眼による視野の 2 分の 1 以上が欠けているもの

❷ 聴覚又は平衡機能の障害で，永続するもの

① 両耳の聴力レベルがそれぞれ 70 dB 以上のもの

② 一耳の聴力レベルが 90 dB 以上，他耳の聴力レベルが 50 dB 以上のもの

③ 両耳による普通話声の最良の語音明瞭度が 50％以下のもの

④ 平衡機能の著しい障害

❸ 音声機能，言語機能又は咀嚼機能の障害

① 音声機能，言語機能又は咀嚼機能の喪失

② 音声機能，言語機能又は咀嚼機能の著しい障害で，永続するもの

❹ 次に掲げる肢体不自由
① 一上肢，一下肢又は体幹の機能の著しい障害で，永続するもの
② 一上肢の親指を指骨間関節以上で欠くもの又は人差し指を含め一上肢の二指以上をそれぞれ第一指骨間関節以上で欠くもの
③ 一下肢をリスフラン関節以上で欠くもの
④ 両下肢のすべての指を欠くもの
⑤ 一上肢の親指の機能の著しい障害又は人差し指を含め一上肢の三指以上の機能の著しい障害で，永続するもの
⑥ 上記に掲げるものの他，その程度が上記に掲げる障害の程度以上であると認められる障害

❺ 心臓，腎臓又は呼吸器の機能の障害その他政令で定める障害で永続し，かつ，日常生活が著しい制限を受ける程度であると認められるもの

1・9・6　更生援護

❶ 障害福祉サービス，障害者支援施設等への入所等の措置
① 市町村は，障害者総合支援法に規定する障害福祉サービス（療養介護等を除く）を必要とする身体障害者が，やむを得ない事由により介護給付費等（療養介護等に係るものを除く）の支給を受けることが著しく困難であると認めるときは，その身体障害者につき，政令で定める基準に従い，障害福祉サービスを提供し，又は当該市町村以外の者に障害福祉サービスの提供を委託することができます（第18条第1項）．
② 市町村は，障害者支援施設等への入所を必要とする身体障害者が，やむを得ない事由により介護給付費等（療養介護等に係るものに限る）の支給を受けることが著しく困難であると認めるときは，その身体障害者を当該市町村の設置する障害者支援施設等に入所させ，又は国，都道府県若しくは他の市町村若しくは社会福祉法人の設置する障害者支援施設等若しくは独立行政法人国立病院機構若しくは国立高度専門医療研究センターの設置する医療機関であって厚生労働大臣の指定するもの（指定医療機関）にその身体障害者の入所若しくは入院を委託しなければなりません（第18条第2項）．

❷ 措置の受託義務
障害者自立支援法に規定する障害福祉サービス事業を行う者又は障害者支援施設等若しくは指定医療機関の設置者は，前条の規定による委託を受けたときは，正当な理由がない限り，これを拒んではなりません（第18条の2）．

❸ 社会参加を促進する事業の実施
地方公共団体は，視覚障害のある身体障害者及び聴覚障害のある身体障害者の意思疎通を支援する事業，身体障害者の盲導犬，介助犬又は聴導犬の使用を支援する事業，身体障害者のスポーツ活動への参加を促進する事業その他の身体障害者の社会，経済，文化その他あらゆる分野の活動への参加を促進する事業を実施するよう努めなければなりません（第21条）．

●1・9・7　費用負担

❶ 市町村の支弁

身体障害者の更生援護について，次に掲げるものは，市町村の支弁とします（第35条）．

① 市町村が設置する身体障害者福祉司の設置及び運営に要する費用

② 市町村が行う委託に要する費用

③ 市町村が行う行政措置に要する費用

④ 市町村が設置する身体障害者社会参加支援施設及び養成施設の設置及び運営に要する費用

❷ 都道府県の支弁

身体障害者の更生援護について，次に掲げるものは，都道府県の支弁とします（第36条）．

① 都道府県が設置する身体障害者福祉司の設置及び運営に要する費用

② 都道府県が設置する身体障害者更生相談所の設置及び運営に要する費用

③ 都道府県が行う委託に要する費用

④ 都道府県知事が行う行政措置に要する費用

⑤ 都道府県が設置する身体障害者社会参加支援施設及び養成施設の設置及び運営に要する費用

❸ 都道府県の負担

都道府県は，政令の定めるところにより，市町村が支弁する費用について，次に掲げるものを負担します（第37条）．

① 市町村が行う行政措置に要する費用（市町村が行う行政措置に要する費用に限り，次号に掲げる費用を除く）については，その4分の1とします．

② 市町村が行う行政措置に要する費用（第9条第1項に規定する居住地を有しないか，又は明らかでない身体障害者についての市町村が行う行政措置に要する費用に限る）については，その10分の5とします．

❹ 国の支弁

国の設置する障害者支援施設等に入所した身体障害者の入所後に要する費用を支弁します（第36条の2）．

❺ 国の負担

国は，政令の定めるところにより，市町村及び都道府県が支弁する費用について，次に掲げるものを負担します（第37条の2）．

① 市町村・都道府県が設置する身体障害者社会参加支援施設及び養成施設の設置及び運営に要する費用（視聴覚障害者情報提供施設の運営に要する費用に限る）については，その10分の5とします．

② 市町村が行う行政措置に要する費用（第17条の2の規定により市町村が行う行政措置に要する費用を除く）及び都道府県知事が行う行政措置に要する費用（第15条及び第20条の規定により都道府県知事が行う行政措置に要する費用を除く）については，その10分の5とします．

1・10
障害者基本法

◉ 1・10・1　障害者基本法の目的

　この法律は，全ての国民が，障害の有無にかかわらず，等しく基本的人権を享有するかけがえのない個人として尊重されるものであるとの理念にのっとり，全ての国民が，障害の有無により分け隔てられることなく，相互に人格と個性を尊重し合いながら共生する社会を実現するため，障害者の自立及び社会参加の支援等のための施策に関し，基本原則を定め，及び国，地方公共団体等の責務を明らかにするとともに，障害者の自立及び社会参加の支援等のための施策の基本となる事項を定めること等により，障害者の自立及び社会参加の支援等のための施策を総合的かつ計画的に推進することを目的とします（第1条）.

◉ 1・10・2　定　義

❶ 障　害　者
　身体障害，知的障害，精神障害（発達障害を含む）その他の心身の機能の障害がある者で，障害及び社会的障壁により継続的に日常生活又は社会生活に相当な制限を受ける状態にあるものをいいます（第2条第一号）.

❷ 社会的障壁
　障害がある者にとって日常生活又は社会生活を営む上で障壁となるような社会における事物，制度，慣行，観念その他一切のものをいいます（第2条第二号）.

◉ 1・10・3　地域社会における共生等

　当該法律に規定する社会の実現は，全ての障害者が，障害者でない者と等しく，基本的人権を享有する個人としてその尊厳が重んぜられ，その尊厳にふさわしい生活を保障される権利を有することを前提としつつ，次に掲げる事項を旨として図られなければなりません（第3条）.
  1.　全ての障害者は，社会の構成員として社会，経済，文化その他あらゆる分野の活動に参加する機会が確保されること
  2.　全ての障害者は，可能な限り，どこで誰と生活するかにつき，選択の機会が確保され，地域社会において他の人々と共生することを妨げられないこと
  3.　全ての障害者は，可能な限り，言語（手話を含む）その他の意思疎通のための手段についての選択の機会が確保されるとともに，情報の取得又は利用のための手段についての選択の機会の拡大が図られること

● 1・10・4　差別の禁止

1. 何人も，障害者に対して，障害を理由として，差別することその他の権利利益を侵害する行為をしてはならない（第4条第1項）.
2. 社会的障壁の除去は，それを必要としている障害者が現に存し，かつ，その実施に伴う負担が過重でないときは，それを怠ることによって前項の規定に違反することとならないよう，その実施について必要かつ合理的な配慮がされなければなりません（第4条第2項）.
3. 国は，第1項の規定に違反する行為の防止に関する啓発及び知識の普及を図るため，当該行為の防止を図るために必要となる情報の収集，整理及び提供を行うものとします（第4条第3項）.

● 1・10・5　国際的協調

当該法律の目的に規定する社会の実現は，そのための施策が国際社会における取組と密接な関係を有していることに鑑み，国際的協調の下に図られなければなりません（第5条）.

● 1・10・6　国及び地方公共団体の責務

国及び地方公共団体は，当該法律の目的に規定する社会の実現を図るため，基本原則に則り，障害者の自立及び社会参加の支援等のための施策を総合的かつ計画的に実施する責務を有します（第6条）.

● 1・10・7　国民の理解・責務

◆ 国民の理解
国及び地方公共団体は，基本原則に関する国民の理解を深めるよう必要な施策を講じなければなりません（第7条）.

❷ 国民の責務
国民は，基本原則にのっとり，第1条に規定する社会の実現に寄与するよう努めなければなりません（第8条）.

● 1・10・8　障害者週間

1. 国民の間に広く基本原則に関する関心と理解を深めるとともに，障害者が社会，経済，文化その他あらゆる分野の活動に参加することを促進するため，障害者週間を設けます（第9条第1項）.
2. 障害者週間は，12月3日から12月9日までの一週間とします（第9条第2項）.
3. 国及び地方公共団体は，障害者の自立及び社会参加の支援等に関する活動を行う民間の団体等と相互に緊密な連携協力を図りながら，障害者週間の趣旨にふさわしい事業を実施するよう努めなければなりません（第9条第3項）.

1・10・9 施策の基本方針

1. 障害者の自立及び社会参加の支援等のための施策は，障害者の性別，年齢，障害の状態及び生活の実態に応じ，かつ，有機的連携の下に総合的に，策定され，及び実施されなければなりません（第10条第1項）.

2. 国及び地方公共団体は，障害者の自立及び社会参加の支援等のための施策を講ずるに当たり，障害者その他の関係者の意見を聴き，その意見を尊重するよう努めなければなりません（第10条第2項）.

1・10・10 障害者の福祉に関する施策

❶ 医療・介護等

① 国及び地方公共団体は，障害者が生活機能を回復し，取得し，又は維持するために必要な医療の給付及びリハビリテーションの提供を行うよう必要な施策を講じなければなりません（第14条第1項）.

② 国及び地方公共団体は，①に規定する医療及びリハビリテーションの研究，開発及び普及を促進しなければなりません（第14条第2項）.

③ 国及び地方公共団体は，障害者がその性別，年齢，障害の状態及び生活の実態に応じ，医療，介護，保健，生活支援その他自立のための適切な支援を受けられるよう必要な施策を講じなければなりません（第14条第3項）.

④ 国及び地方公共団体は，①及び③に規定する施策を講ずるために必要な専門的技術職員その他の専門的知識又は技能を有する職員を育成するよう努めなければなりません（第14条第4項）.

⑤ 国及び地方公共団体は，医療若しくは介護の給付又はリハビリテーションの提供を行うに当たり，障害者が，可能な限りその身近な場所においてこれらを受けられるよう必要な施策を講ずるものとするほか，その人権を十分に尊重しなければなりません（第14条第5項）.

❷ 公共的施設のバリアフリー化

国及び地方公共団体は，障害者の利用の便宜を図ることにより障害者の自立及び社会参加を支援するため，自ら設置する官公庁施設，交通施設その他の公共的施設につき，障害者が円滑に利用できるような施設の構造・設備の整備等の計画的推進を図らなければなりません（第21条第1項）.

1・11

障害者総合支援法(障害者の日常生活及び社会生活を総合的に支援するための法律)

● 1・11・1　障害者総合支援法の目的

　この法律は，障害者基本法の基本的な理念にのっとり，身体障害者福祉法，知的障害者福祉法，精神保健及び精神障害者福祉に関する法律，児童福祉法その他障害者及び障害児の福祉に関する法律と相まって，障害者及び障害児が基本的人権を享有する個人としての尊厳にふさわしい日常生活又は社会生活を営むことができるよう，必要な障害福祉サービスに係る給付，地域生活支援事業その他の支援を総合的に行い，もって障害者及び障害児の福祉の増進を図るとともに，障害の有無にかかわらず国民が相互に人格と個性を尊重し安心して暮らすことのできる地域社会の実現に寄与することを目的とします（第 1 条）.

● 1・11・2　責　　務

❶ 市町村（特別区（東京 23 区）を含む）の責務（第 2 条第 1 項）

① 　障害者が自ら選択した場所に居住し，又は障害者等が自立した日常生活又は社会生活を営むことができるよう，当該市町村の区域における障害者等の生活の実態を把握した上で，公共職業安定所その他の職業リハビリテーション（障害者の雇用の促進等に関する法律に規定する職業リハビリテーションをいう）の措置を実施する機関，教育機関その他の関係機関との緊密な連携を図りつつ，必要な自立支援給付及び地域生活支援事業を総合的かつ計画的に行うこと.

② 　障害者等の福祉に関し，必要な情報の提供を行い，並びに相談に応じ，必要な調査及び指導を行い，並びにこれらに付随する業務を行うこと.

③ 　意思疎通について支援が必要な障害者等が障害福祉サービスを円滑に利用することができるよう必要な便宜を供与すること，障害者等に対する虐待の防止及びその早期発見のために関係機関と連絡調整を行うことその他障害者等の権利の擁護のために必要な援助を行うこと.

❷ 都道府県の責務（第 2 条第 2 項）

① 　市町村が行う自立支援給付及び地域生活支援事業が適正かつ円滑に行われるよう，市町村に対する必要な助言，情報の提供その他の援助を行うこと.

② 　市町村と連携を図りつつ，必要な自立支援医療費の支給及び地域生活支援事業を総合的に行うこと.

③ 　障害者等に関する相談及び指導のうち，専門的な知識及び技術を必要とするものを行うこと.

④ 　市町村と協力して障害者等の権利の擁護のために必要な援助を行うとともに，市町村が

行う障害者等の権利の擁護のために必要な援助が適正かつ円滑に行われるよう，市町村に対する必要な助言，情報の提供その他の援助を行うこと．

❸ 国 の 責 務（第2条第3項）

国は，市町村及び都道府県が行う自立支援給付，地域生活支援事業その他この法律に基づく業務が適正かつ円滑に行われるよう，市町村及び都道府県に対する必要な助言，情報の提供その他の援助を行わなければなりません．

❹ 国民の責務（第3条）

すべての国民は，その障害の有無にかかわらず，障害者等が自立した日常生活又は社会生活を営めるような地域社会の実現に協力するよう努めなければなりません．

1・11・3　定　義

❶ 障　害　者（第4条第1項）

身体障害者福祉法第4条に規定する身体障害者，知的障害者福祉法にいう知的障害者のうち18歳以上である者及び精神保健及び精神障害者福祉に関する法律第5条第1項に規定する精神障害者（発達障害者支援法第2条第2項に規定する発達障害者を含み，知的障害者福祉法にいう知的障害者を除く．以下「精神障害者」）のうち18歳以上である者並びに，治療方法が確立していない疾病その他の特殊の疾病であって，政令で定めるものによる障害の程度が主務大臣が定める程度である者であって，18歳以上であるものをいいます．

❷ 障　害　児（第4条第2項）

児童福祉法第4条第2項に規定する障害児をいいます．

❸ 保　護　者（第4条第3項）

児童福祉法第6条に規定する保護者をいいます．

❹ 障害支援区分（第4条第4項）

障害者等の障害の多様な特性その他の心身の状態に応じて必要とされる標準的な支援の度合を総合的に示すものとして主務省令で定める区分をいいます．

1・11・4　障害福祉サービス等

❶ 障害福祉サービス（第5条第1項）

居宅介護，重度訪問介護，同行援護，行動援護，療養介護，生活介護，短期入所，重度障害者等包括支援，施設入所支援，自立訓練，就労移行支援，就労継続支援，就労定着支援，自立生活援助及び共同生活援助をいいます．

❷ 障害福祉サービス事業（第5条第1項）

障害福祉サービス（障害者支援施設，のぞみの園）その他主務省令で定める施設において行われる施設障害福祉サービス（施設入所支援及び主務省令で定める障害福祉サービスを除く）を行う事業をいいます．

❸ 居 宅 介 護（第5条第2項）

障害者等につき，居宅において入浴，排せつ又は食事の介護その他の主務省令で定める便宜

を供与することをいいます.

❹ 重度訪問介護（第 5 条第 3 項）

　重度の肢体不自由者その他の障害者であって常時介護を要するものとして主務省令で定めるものにつき，居宅又はこれに相当する場所として主務省令で定める場所における入浴，排せつ又は食事の介護その他の主務省令で定める便宜及び外出時における移動中の介護を総合的に供与することをいいます.

❺ 療 養 介 護（第 5 条第 6 項）

　医療を要する障害者であって常時介護を要するものとして主務省令で定めるものにつき，主として昼間において，病院その他の主務省令で定める施設において行われる機能訓練，療養上の管理，看護，医学的管理の下における介護及び日常生活上の世話の供与をいいます.

　※療養介護医療とは，療養介護のうち医療に係るものをいいます.

❻ 生 活 介 護（第 5 条第 7 項）

　常時介護を要する障害者として主務省令で定める者につき，主として昼間において，障害者支援施設その他の主務省令で定める施設において行われる入浴，排せつ又は食事の介護，創作的活動又は生産活動の機会の提供その他の主務省令で定める便宜を供与することをいいます.

❼ 短 期 入 所（第 5 条第 8 項）

　居宅においてその介護を行う者の疾病その他の理由により，障害者支援施設その他の主務省令で定める施設への短期間の入所を必要とする障害者等につき，当該施設に短期間の入所をさせ，入浴，排せつ又は食事の介護その他の主務省令で定める便宜を供与することをいいます.

1・11・5　自立支援給付

　自立支援給付は，介護給付費，特例介護給付費，訓練等給付費，特例訓練等給付費，特定障害者特別給付費，特例特定障害者特別給付費，地域相談支援給付費，特例地域相談支援給付費，計画相談支援給付費，特例計画相談支援給付費，自立支援医療費，療養介護医療費，基準該当療養介護医療費，補装具費及び高額障害福祉サービス等給付費の支給とします（第 6 条）.

1・11・6　他の法令による給付との調整

　自立支援給付は，当該障害の状態につき，介護保険法の規定による介護給付，健康保険法の規定による療養の給付その他の法令に基づく給付又は事業であって政令で定めるもののうち自立支援給付に相当するものを受け，又は利用することができるときは政令で定める限度において，当該政令で定める給付又は事業以外の給付であって国又は地方公共団体の負担において自立支援給付に相当するものが行われたときはその限度において，行われません（第 7 条）.

1・11・7　自立支援医療費，療養介護医療費及び基準該当療養介護医療費の支給

❶ 自立支援医療費の支給

① 市町村等は，支給認定に係る障害者等が，支給認定の有効期間内において，指定自立支援医療を受けたときは，主務省令で定めるところにより，当該支給認定障害者等に対し，

当該指定自立支援医療に要した費用について，自立支援医療費を支給します（第58条第1項）．

② 指定自立支援医療を受けようとする支給認定障害者等は，主務省令で定めるところにより，指定自立支援医療機関に医療受給者証を提示して当該指定自立支援医療を受けるものとします．ただし，緊急の場合その他やむを得ない事由のある場合については，この限りでありません（第58条第2項）．

③ 自立支援医療費の額は，a. に掲げる額（当該指定自立支援医療に食事療養が含まれるときは，当該額及びb. に掲げる額の合算額，当該指定自立支援医療に生活療養が含まれるときは，当該額及びc. に掲げる額の合算額）とします（第58条第3項）．

　a. 同一の月に受けた指定自立支援医療（食事療養及び生活療養を除く．）につき健康保険の療養に要する費用の額の算定方法の例により算定した額から，当該支給認定障害者等の家計の負担能力，障害の状態その他の事情をしん酌して政令で定める額（当該政令で定める額が当該算定した額の100分の10に相当する額を超えるときは，当該相当する額）を控除して得た額

　b. 当該指定自立支援医療（食事療養に限る．）につき健康保険の療養に要する費用の額の算定方法の例により算定した額から，健康保険法第85条第2項に規定する食事療養標準負担額，支給認定障害者等の所得の状況その他の事情を勘案して主務大臣が定める額を控除した額

　c. 当該指定自立支援医療（生活療養に限る．）につき健康保険の療養に要する費用の額の算定方法の例により算定した額から，健康保険法第85条の2第2項に規定する生活療養標準負担額，支給認定障害者等の所得の状況その他の事情を勘案して主務大臣が定める額を控除した額

❷ 指定自立支援医療機関の指定

① 指定自立支援医療機関の指定は，主務省令で定めるところにより，病院若しくは診療所（これらに準ずるものとして政令で定めるものを含む）又は薬局の開設者の申請により，主務省令で定める自立支援医療の種類ごとに行います（第59条第1項）．

② 都道府県知事は，前項の申請があった場合で，次の各号のいずれかに該当するときは，指定自立支援医療機関の指定をしないことができます（第59条第2項）．

　a. 当該申請に係る病院若しくは診療所又は薬局が，健康保険法第63条第3項第一号に規定する保険医療機関若しくは保険薬局又は主務省令で定める事業所若しくは施設でないとき．

　b. 当該申請に係る病院若しくは診療所若しくは薬局又は申請者が，自立支援医療費の支給に関し診療又は調剤の内容の適切さを欠くおそれがあるとして重ねて第63条の規定による指導又は第67条第1項の規定による勧告を受けたものであるとき．

　c. 申請者が，第67条第3項の規定による命令に従わないものであるとき．

　d. a.〜c. のほか，当該申請に係る病院若しくは診療所又は薬局が，指定自立支援医療機関として著しく不適当と認めるものであるとき．

❸ 指定自立支援医療機関の責務

指定自立支援医療機関は，主務省令で定めるところにより，良質かつ適切な自立支援医療を行わなければなりません（第61条）.

❹ 診 療 方 針

① 指定自立支援医療機関の診療方針は，健康保険の診療方針の例によります（第62条第1項）.

② ①に規定する診療方針によることができないとき，及びこれによることを適当としないときの診療方針は，主務大臣が定めるところによります（第62条第2項）.

❺ 療養介護医療費の支給

市町村は，介護給付費（療養介護に係るものに限る）に係る支給決定を受けた障害者が，支給決定の有効期間内において，指定障害福祉サービス事業者等から当該指定に係る療養介護医療を受けたときは，主務省令で定めるところにより，当該支給決定に係る障害者に対し，当該療養介護医療に要した費用について，療養介護医療費を支給します（第70条第1項）.

❻ 基準該当療養介護医療費の支給

市町村は，特例介護給付費（療養介護に係るものに限る）に係る支給決定を受けた障害者が，基準該当事業所又は基準該当施設から基準該当療養介護医療を受けたときは，主務省令で定めるところにより，当該支給決定に係る障害者に対し，当該基準該当療養介護医療に要した費用について，基準該当療養介護医療費を支給します（第71条第1項）.

1・12
介護保険法

● 1・12・1　介護保険法の目的

　この法律は，加齢に伴って生ずる心身の変化に起因する疾病等により要介護状態となり，入浴，排せつ，食事等の介護，機能訓練並びに看護及び療養上の管理その他の医療を要する者等について，これらの者が尊厳を保持し，その有する能力に応じ自立した日常生活を営むことができるよう，必要な保健医療サービス及び福祉サービスに係る給付を行うため，国民の共同連帯の理念に基づき介護保険制度を設け，その行う保険給付等に関して必要な事項を定め，もって国民の保健医療の向上及び福祉の増進を図ることを目的とします（第1条）.

● 1・12・2　介護保険

1. 介護保険は，被保険者の要介護状態又は要支援状態に関し，必要な保険給付を行うものです（第2条第1項）.

2. 1.の保険給付は，要介護状態等の軽減又は悪化の防止に資するよう行われるとともに，医療との連携に十分配慮して行われなければなりません（第2条第2項）.

3. 1.の保険給付は，被保険者の心身の状況，その置かれている環境等に応じ，被保険者の選択に基づき，適切な保健医療サービス及び福祉サービスが，多様な事業者又は施設から，総合的かつ効率的に提供されるよう配慮して行われなければなりません（第2条第3項）.

4. 1.の保険給付の内容及び水準は，被保険者が要介護状態となった場合，可能な限り，その居宅において，その有する能力に応じ自立した日常生活を営むことができるよう配慮されなければなりません（第2条第4項）.

● 1・12・3　国民の努力及び義務

1. 国民は，自ら要介護状態となることを予防するため，加齢に伴って生ずる心身の変化を自覚して常に健康の保持増進に努めるとともに，要介護状態となった場合においても，進んでリハビリテーションその他の適切な保健医療サービス及び福祉サービスを利用することにより，その有する能力の維持向上に努めるものとします（第4条第1項）.

2. 国民は，共同連帯の理念に基づき，介護保険事業に要する費用を公平に負担します（第4条第2項）.

● 1・12・4　国及び地方公共団体の責務

1. 国は，介護保険事業の運営が健全かつ円滑に行われるよう保健医療サービス及び福祉

サービスを提供する体制の確保に関する施策その他の必要な各般の措置を講じなければなりません（第5条第1項）.

2. 都道府県は，介護保険事業の運営が健全かつ円滑に行われるように，必要な助言及び適切な援助をしなければなりません（第5条第2項）.

● 1・12・5　医療保険者の協力

医療保険者は，介護保険事業が健全かつ円滑に行われるよう協力しなければなりません（第6条）.

● 1・12・6　定　義

❶ 要介護状態（第7条第1項）

身体上又は精神上の障害があるために，入浴，排せつ，食事等の日常生活における基本的な動作の全部又は一部について，厚生労働省令で定める期間（6月間：施行規則第2条）にわたり継続して，常時介護を要すると見込まれる状態であって，要介護状態区分のいずれかに該当するもの（要支援状態に該当するものを除く）をいいます.

❷ 要支援状態（第7条第2項）

身体上若しくは精神上の障害があるために入浴，排せつ，食事等の日常生活における基本的な動作の全部若しくは一部について厚生労働省令で定める期間（6月間：施行規則第3条）にわたり継続して常時介護を要する状態の軽減若しくは悪化の防止に特に資する支援を要すると見込まれ，又は身体上若しくは精神上の障害があるために厚生労働省令で定める期間にわたり継続して日常生活を営むのに支障があると見込まれる状態であって，要支援状態区分のいずれかに該当するものをいいます.

❸ 要介護者（第7条第3項）

① 要介護状態にある65歳以上の者

② 要介護状態にある40歳以上65歳未満の者であって，その要介護状態の原因である身体上又は精神上の障害が加齢に伴って生ずる心身の変化に起因する疾病であって政令で定めるもの（特定疾病）によって生じたものであるもの

❹ 要支援者（第7条第4項）

① 要支援状態にある65歳以上の者

② 要支援状態にある40歳以上65歳未満の者で，その要支援状態の原因である身体上又は精神上の障害が特定疾病により生じたものであるもの

● 1・12・7　居宅サービス

訪問介護，訪問入浴介護，訪問看護，訪問リハビリテーション，居宅療養管理指導，通所介護，通所リハビリテーション，短期入所生活介護，短期入所療養介護，特定施設入居者生活介護，福祉用具貸与及び特定福祉用具販売をいいます（第8条第1項）.

●1・12・8　訪問看護

居宅要介護者（主治の医師がその治療の必要の程度につき厚生労働省令で定める基準に適合していると認めたものに限る）について，その者の居宅において看護師その他厚生労働省令で定める者により行われる療養上の世話又は必要な診療の補助をいいます（第8条第4項）.

※厚生労働省令で定める者（施行規則第7条）

保健師，准看護師，理学療法士，作業療法士及び言語聴覚士とする.

●1・12・9　居宅療養管理指導

居宅要介護者について，病院，診療所又は薬局の医師，歯科医師，薬剤師その他厚生労働省令で定める者により行われる療養上の管理及び指導であって，厚生労働省令で定めるものをいいます（第8条第6項）.

※厚生労働省令で定める者（施行規則第9条）

歯科衛生士，保健師，看護師，准看護師及び管理栄養士.

※厚生労働省令で定める療養上の管理及び指導（施行規則第9条の2）

(1) 医師又は歯科医師により行われるもの

居宅要介護者の居宅を訪問して行う計画的かつ継続的な医学的管理又は歯科医学的管理に基づいて実施される指定居宅介護支援事業者その他の事業者に対する居宅サービス計画の策定等に必要な情報提供（当該居宅要介護者の同意を得て行うものに限る.）並びに当該居宅要介護者又はその家族等に対する居宅サービスを利用する上での留意点，介護方法等についての指導及び助言とする.

(2) 薬剤師により行われるもの

居宅要介護者の居宅において，医師又は歯科医師の指示（薬局の薬剤師にあっては，医師又は歯科医師の指示に基づき策定される薬学的管理指導計画）に基づいて実施される薬学的な管理及び指導とする.

(3) 歯科衛生士，保健師，看護師，准看護師により行われるもの

居宅要介護者の居宅において，その者に対して訪問歯科診療を行った歯科医師の指示及び当該歯科医師の策定した訪問指導計画に基づいて実施される口腔内の清掃又は有床義歯の清掃に関する指導とする.

(4) 管理栄養士により行われるもの

居宅要介護者の居宅において，その者に対して計画的な医学的管理を行っている医師の指示に基づいて実施される栄養指導とする.

●1・12・10　介護保健施設

指定介護老人福祉施設及び介護老人保健施設及び介護医療院をいいます（第8条第25項）.

● 1・12・11　介護老人福祉施設

老人福祉法第 20 条の 5 に規定する特別養護老人ホーム（入所定員が 30 人以上であるものに限る.）であって，当該特別養護老人ホームに入所する要介護者に対し，施設サービス計画に基づいて，入浴，排せつ，食事等の介護その他の日常生活上の世話，機能訓練，健康管理及び療養上の世話を行うことを目的とする施設をいいます.

介護福祉施設サービスは，介護老人福祉施設に入所する要介護者に対し，施設サービス計画に基づいて行われる入浴，排せつ，食事等の介護その他の日常生活上の世話，機能訓練，健康管理及び療養上の世話をいいます（第 8 条第 27 項）.

● 1・12・12　介護老人保健施設

要介護者に対し，施設サービス計画に基づいて，看護，医学的管理の下における介護及び機能訓練その他必要な医療並びに日常生活上の世話を行うことを目的とする施設として，都道府県知事の許可を受けたものをいいます.

介護保健施設サービスは，介護老人保健施設に入所する要介護者に対し，施設サービス計画に基づいて行われる看護，医学的管理の下における介護及び機能訓練その他必要な医療並びに日常生活上の世話をいいます（第 8 条第 28 項）.

※介護療養型医療施設から，介護医療院へ

旧・介護保険法第 8 条第 26 項に規定されていた施設で，療養病床等（旧・医療法第 7 条第 2 項第四号に規定する療養病床のうち要介護者の心身の特性に応じた適切な看護が行われるものとして政令で定めるもの又は療養病床以外の病院の病床のうち認知症である要介護者の心身の特性に応じた適切な看護が行われるものとして政令で定めるものをいう.）を有する病院又は診療所であって，当該療養病床等に入院する要介護者（その治療の必要の程度につき厚生労働省令で定めるものに限る.）に対し，施設サービス計画に基づいて，療養上の管理，看護，医学的管理の下における介護その他の世話及び機能訓練その他必要な医療を行うことを目的とする施設を指していました.

しかし，本来特別養護老人ホームや老人保健施設より介護度が高く長期の介護や医療ケアを必要とする者の利用を想定していたものの，「医療型」「介護型」の機能が類似していること，医療や看護が必要ではない入居者が大半を占めるに至ったため，療養病床の再編成を行うこととなり，「介護療養型医療施設」は 2017 年度末で廃止（2024 年 3 月末まで経過期間）となり，2018 年 4 月より介護医療院が創設されました.

介護医療院は，介護療養型医療施設の替わりとなる介護施設であり，介護保険が適用され，日常的な医療ケアと生活施設としての両機能を兼ね備えた施設です. 昼夜問わず医師や看護職員がおり，ターミナルケアや看取り看護の対応等も可能です. 施設は，Ⅰ型（介護の必要性が高い），Ⅱ型（比較的に容体が安定している人），医療外付け型の 3 つに分けられます.

● 1・12・13　介護予防サービス

　介護予防訪問入浴介護，介護予防訪問看護，介護予防訪問リハビリテーション，介護予防居宅療養管理指導，介護予防通所リハビリテーション，介護予防短期入所生活介護，介護予防短期入所療養介護，介護予防特定施設入居者生活介護，介護予防福祉用具貸与及び特定介護予防福祉用具販売をいいます（第 8 条の 2 第 1 項）．

● 1・12・14　被保険者

　次の各号のいずれかに該当する者は，市町村又は特別区（以下「市町村」）が行う介護保険の被保険者とします（第 9 条）．

- ①　市町村の区域内に住所を有する 65 歳以上の者…**第 1 号被保険者**
- ②　市町村の区域内に住所を有する 40 歳以上 65 歳未満の医療保険加入者…**第 2 号被保険者**

● 1・12・15　保険給付の種類

❶ 介 護 給 付

　被保険者の要介護状態に関する保険給付（第 18 条第一号）．

❷ 予 防 給 付

　被保険者の要支援状態に関する保険給付（第 18 条第二号）．

❸ 市町村特別給付

　上記に掲げるもののほか，要介護状態等の軽減又は悪化の防止に資する保険給付として条例で定めるもの（第 18 条第三号）．

※他の法令による給付との調整

　介護給付又は予防給付（以下「介護給付等」）は，当該要介護状態等につき，労働者災害補償保険法の規定による療養補償給付，複数事業労働者療養給付若しくは療養給付その他の法令に基づく給付であって政令で定めるもののうち介護給付等に相当するものを受けることができるときは政令で定める限度において，又は当該政令で定める給付以外の給付であって国若しくは地方公共団体の負担において介護給付等に相当するものが行われたときはその限度において，行いません（第 20 条）．

● 1・12・16　要介護・要支援の利用手続きにおける流れ

　介護保険の給付を受けるには，被保険者は市町村の行う要介護度の調査を受け，要介護・要支援者の認定を受けなくてはなりません（第 19 条第 1 項，第 2 項）．

- （1）　市町村窓口に要介護認定・要支援認定を申請
- （2）　調査
  - ①　心身の状況その置かれている環境等に関する訪問調査（市町村職員又は介護支援専門員）
  - ②　被保険者の主治医の意見書

（3）　介護認定審査会の審査・要介護認定・要介護区分判定，市町村が認定
　　　（⇒申請から 30 日以内に認定結果等を通知）

（4）　被保険者が施設サービス利用か，在宅サービス利用かを選択

（5）　ケアプラン作成

　①　施設サービス：施設の介護支援専門員が作成

　②　在宅サービス：被保険者自らがケアプラン作成，又は居宅介護支援事業所にケアプラン作成を依頼

　③　介護予防サービス：被保険者自身が作成，又は担当の地域包括支援センターに依頼

1・12・17　介護給付の種類

介護給付は，次に掲げる保険給付とします（第 40 条）.

① 居宅介護サービス費の支給

② 特例居宅介護サービス費の支給

③ 地域密着型介護サービス費の支給

④ 特例地域密着型介護サービス費の支給

⑤ 居宅介護福祉用具購入費の支給

⑥ 居宅介護住宅改修費の支給

⑦ 居宅介護サービス計画費の支給

⑧ 特例居宅介護サービス計画費の支給

⑨ 施設介護サービス費の支給

⑩ 特例施設介護サービス費の支給

⑪ 高額介護サービス費の支給

　⑪-2　高額医療合算介護サービス費の支給

⑫ 特定入所者介護サービス費の支給

⑬ 特例特定入所者介護サービス費の支給

1・12・18　予防給付の種類

予防給付は，次に掲げる保険給付とします（第 52 条）.

① 介護予防サービス費の支給

② 特例介護予防サービス費の支給

③ 地域密着型介護予防サービス費の支給

④ 特例地域密着型介護予防サービス費の支給

⑤ 介護予防福祉用具購入費の支給

⑥ 介護予防住宅改修費の支給

⑦ 介護予防サービス計画費の支給

⑧ 特例介護予防サービス計画費の支給

⑨ 高額介護予防サービス費の支給

⑨-2　高額医療合算介護予防サービス費の支給
⑩　特定入所者介護予防サービス費の支給
⑪　特例特定入所者介護予防サービス費の支給

● 1・12・19　保険給付の制限

1. 刑事施設，労役場その他これらに準ずる施設に拘禁された者については，その期間に係る介護給付等は，行われません（第63条）.

2. 市町村は，自己の故意の犯罪行為若しくは重大な過失により，又は正当な理由なしに介護給付等対象サービスの利用若しくは居宅介護住宅改修費若しくは介護予防住宅改修費に係る住宅改修の実施に関する指示に従わないことにより，要介護状態等若しくはその原因となった事故を生じさせ，又は要介護状態等の程度を増進させた被保険者の当該要介護状態等については，これを支給事由とする介護給付等は，その全部又は一部を行わないことができます（第64条）.

3. 市町村は，介護給付等を受ける者が，正当な理由なしに，第23条の規定による求め（第24条の2第1項第一号の規定により委託された場合にあっては，当該委託に係る求めを含む）に応ぜず，又は答弁を拒んだときは，介護給付等の全部又は一部を行わないことができます（第65条）.

1章　章末学科問題

問1　次の文章に関して正しいものには○を，誤っているものには×を付けなさい.

(1)　医療法の規定により，「病院」とは医師又は歯科医師が，公衆又は特定多数人のため医業又は歯科医業を行う場所であって，25人以上の患者を入院させるための施設を有するものをいう.

(2)　医師法及び施行規則により，診療録には，①診療を受けた者の住所，氏名，性別及び年齢，②病名及び主要症状，③治療方法（処方及び処置），④診療の年月日を記載しなければならない.

(3)　医師が病気で，事実上診療が不可能であれば，診療の求めを拒むことができる.

(4)　三類感染症，四類感染症及び五類感染症の患者を診断したとき，医師は，7日以内にその者の年齢，性別その他厚生労働省令で定める事項を最寄りの保健所長を経由して都道府県知事に届け出なければならない.

(5)　生活保護法における，医療扶助には，「居宅」における療養上の管理及びその療養に伴う世話その他の看護は含まれない.

(6)　生活保護法による生活保護を受けている世帯に属する者でも，他法優先の原則により，後期高齢者医療広域連合が行う後期高齢者医療の被保険者となる.

(7)　主治医意見書は，申請者に主治医がある場合，主治医がその意見を記入し，その様式等については病院ごとに定められたものを使用する.

(8)　介護保険法により，40歳以上の者はすべて介護保険の被保険者となる.

(9)　医療法により，他の病院，診療所又は助産所と比較して優良である旨を広告してはならない.

(10)　医師が自ら診察をしないで治療をし，診断書を交付する行為は，医師法により禁止されている.

問2　次の感染症類型と疾病名の組合せとして正しいものを選びなさい.

	感染症類型	疾　病　名
①	一類感染症	ラッサ熱／ペスト／南米出血病
②	二類感染症	痘そう／結核／ジフテリア
③	四類感染症	コレラ／マラリア／狂犬病
④	五類感染症	梅毒／ボツリヌス症／細菌性赤痢

問3 次の老人福祉法に関する記述のうち，正しいものの組合せを選びなさい．

A. 老人デイサービスセンターは老人福祉施設である．

B. 老人福祉法の目的は，その心身の健康の保持及び生活の安定のために必要な措置を講じ，もって老人の福祉を図ることが目的である．

C. 老齢に伴い生じる心身の変化を自覚するよりも，健康の保持に努めなければならない．

D. 老人の日は，9月15日とし，老人週間は同日から同月いっぱいである．

 ① A・B ② C・D ③ A・D ④ B・C

問4 次の保健師助産師看護師法に関する記述のうち，誤っているものを一つ選びなさい．

① 病院に勤務する助産師が行った助産に関するものは，その病院の管理者において，その他の助産に関するものは，その助産師において，5年間これを保存しなければならない．

② 経過記録は個々の患者について観察した事項及び実施した看護の内容等を看護要員が記録する．

③ 「准看護師」は，都道府県知事の免許を受けて，看護師の指示を受けて，傷病者若しくはじょく婦に対する療養上の世話又は診療の補助を行ってはならない．

④ 「看護計画に関する記録」とは，個々の患者について，計画的に適切な看護を行うため，看護の目標，具体的な看護の方法及び評価等を記録するものである．

2章

医療保険制度

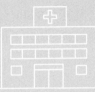

　公的医療保険だけではなく，公費負担医療，保険医療機関及び保険医療養担当規則，社会的責任等，医師事務作業補助者が必要とする保険法が解説されています．

　憲法第25条「すべて国民は，健康で文化的な最低限度の生活を営む権利を有する」，「国は，すべての生活部面について，社会福祉，社会保障及び公衆衛生の向上及び増進に努めなければならない」．

　これは，医師事務作業補助者の仕事である文書作成には最大限にかかわってくる内容です．

　医療保険制度において，誰もが医師の診療を受けることができるように，それに伴う文書作成も数多くあります．

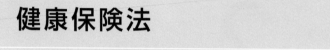
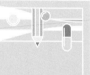

2・1

健康保険法

● 2・1・1　健康保険法の目的

　この法律は，労働者又はその被扶養者の業務災害以外の疾病，負傷若しくは死亡又は出産に関して保険給付を行い，もって国民の生活の安定と福祉の向上に寄与することを目的とします（第1条）.

● 2・1・2　健康保険法の基本的理念

　健康保険制度については，これが医療保険制度の基本をなすものであることにかんがみ，高齢化の進展，疾病構造の変化，社会経済情勢の変化等に対応し，その他の医療保険制度及び後期高齢者医療制度並びにこれらに密接に関連する制度と併せてその在り方に関して常に検討が加えられ，その結果に基づき，医療保険の運営の効率化，給付の内容及び費用の負担の適正化並びに国民が受ける医療の質の向上を総合的に図りつつ，実施されなければなりません（第2条）.

● 2・1・3　被保険者

　この法律において「被保険者」とは，**適用事業所に使用される者**及び**任意継続被保険者**のことをいいます. ただし，次の各号のいずれかに該当する者は，日雇特例被保険者となる場合を除き，被保険者となることができません（第3条）.

1. 船員保険の被保険者

　　（船員保険法第2条第2項に規定する疾病任意継続被保険者は除く.）

2. 臨時に使用される者であって，次に掲げるもの

　　（①に掲げる者には一月を超え，②に掲げる者は②に掲げる所定の期間を超え，引き続き使用されるに至った場合を除く.）

　① 日々雇い入れられる者

　② 二月以内の期間を定めて使用される者であって，当該定めた期間を超えて使用されることが見込まれないもの

3. 事業所又は事務所で所在地が一定しないものに使用される者

4. 季節的業務に使用される者

　　（継続して四月を超えて使用されるべき場合を除く.）

5. 臨時的事業の事業所に使用される者

　　（継続して六月を超えて使用されるべき場合を除く.）

6. 国民健康保険組合の事業所に使用される者

7. 後期高齢者医療の被保険者（高齢者の医療の確保に関する法律第50条による被保険

者）及び同条各号のいずれかに該当する者で同法第 51 条 の規定により後期高齢者医療の被保険者とならないもの（後期高齢者医療の被保険者等）

8. 厚生労働大臣，健康保険組合又は共済組合の承認を受けた者
（健康保険の被保険者でないことにより国民健康保険の被保険者であるべき期間に限る.）

9. 事業所に使用される者であって，その一週間の所定労働時間が同一の事業所に使用される通常の労働者の一週間の所定労働時間の 4 分の 3 未満である短時間労働者又はその一月間の所定労働日数が同一の事業所に使用される通常の労働者の一月間の所定労働日数の 4 分の 3 未満である短時間労働者に該当し，かつ，①から③までのいずれかの要件に該当するもの

① 一週間の所定労働時間が 20 時間未満であること

② 報酬（最低賃金法第 4 条第 3 項各号に掲げる賃金に相当するものとして厚生労働省令で定めるものを除く.）について，厚生労働省令で定めるところにより，第 42 条第 1 項の規定の例により算定した額が，8 万 8 千円未満であること.

③ 学校教育法第 50 条に規定する高等学校の生徒，同法第 83 条に規定する大学の学生その他の厚生労働省令で定める者であること.

2・1・4　被扶養者

この法律において「被扶養者」とは，次に掲げる者で，日本国内に住所を有するもの又は，外国において留学をする学生その他の日本国内に住所を所有しないが渡航目的その他の事情を考慮して日本国内に生活の基盤があると認められるものとして厚生労働省令で定めるものをいいます.

ただし，後期高齢者医療の被保険者等である者は，この限りではありません（第 3 条第 7 項）.

1. 被保険者（日雇特例被保険者であった者を含む）の直系尊属，配偶者（届出をしていないが，事実上婚姻関係と同様の事情にある者を含む），子，孫及び兄弟姉妹であって，主としてその被保険者により生計を維持するもの

2. 被保険者の三親等内の親族で前号に掲げる者以外のものであって，その被保険者と同一の世帯に属し，主としてその被保険者により生計を維持するもの

3. 被保険者の配偶者で届出をしていないが事実上婚姻関係と同様の事情にあるものの父母及び子であって，その被保険者と同一の世帯に属し，主としてその被保険者により生計を維持するもの

4. 前号の配偶者の死亡後におけるその父母及び子であって，引き続きその被保険者と同一の世帯に属し，主としてその被保険者により生計を維持するもの

2・1・5　保険者

健康保険（日雇特例被保険者の保険を除く）の保険者は，全国健康保険協会及び健康保険組合とします（第 4 条）.

❶ 全国健康保険協会管掌健康保険

全国健康保険協会は，健康保険組合の組合員でない被保険者（日雇特例被保険者を除く）の保険を管掌します（第5条）.

なお，全国健康保険協会が管掌する健康保険の事業に関する業務のうち，被保険者の資格の取得及び喪失の確認，標準報酬月額及び標準賞与額の決定並びに保険料の徴収（任意継続被保険者に係るものを除く）並びにこれらに附帯する業務は，厚生労働大臣が行います.

❷ 組合管掌健康保険

健康保険組合は，その組合員である被保険者の保険を管掌します（第6条）.

2·1·6　保険給付

❶ 保険給付の種類

被保険者に係るこの法律による保険給付は，次のとおりとします（第52条）.

① 療養の給付並びに入院時食事療養費，入院時生活療養費，保険外併用療養費，療養費，訪問看護療養費及び移送費の支給

② 傷病手当金の支給

③ 埋葬料の支給

④ 出産育児一時金の支給

⑤ 出産手当金の支給

⑥ 家族療養費，家族訪問看護療養費及び家族移送費の支給

⑦ 家族埋葬料の支給

⑧ 家族出産育児一時金の支給

⑨ 高額療養費及び高額介護合算療養費の支給

❷ 健康保険組合の付加給付

保険者が健康保険組合である場合においては，前条各号に掲げる給付に併せて，規約で定めるところにより，保険給付としてその他の給付を行うことができます（第53条）.

❸ 他の法令による保険給付との調整

① 被保険者に係る療養の給付又は入院時食事療養費，入院時生活療養費，保険外併用療養費，療養費，訪問看護療養費，移送費，傷病手当金，埋葬料，家族療養費，家族訪問看護療養費，家族移送費若しくは家族埋葬料の支給は，同一の疾病，負傷又は死亡について，**労働者災害補償保険法，国家公務員災害補償法又は地方公務員災害補償法若しくは同法に基づく条例**の規定によりこれらに相当する給付を受けることができる場合には，行われません（第55条第1項）.

② 保険者は，傷病手当金の支給を行うにつき必要があると認めるときは，労働者災害補償保険法，国家公務員災害補償法又は地方公務員災害補償法若しくは同法に基づく条例の規定により給付を行う者に対し，当該給付の支給状況につき，必要な資料の提供を求めることができる（第55条第2項）.

③ 被保険者に係る療養の給付又は入院時食事療養費，入院時生活療養費，保険外併用療養

費，療養費，訪問看護療養費，家族療養費若しくは家族訪問看護療養費の支給は，同一の疾病又は負傷について，**介護保険法**の規定によりこれらに相当する給付を受けることができる場合には，行われません（第55条第3項）.

④　被保険者に係る療養の給付又は入院時食事療養費，入院時生活療養費，保険外併用療養費，療養費，訪問看護療養費，移送費，家族療養費，家族訪問看護療養費若しくは家族移送費の支給は，同一の疾病又は負傷について，**他の法令の規定により国又は地方公共団体の負担で療養又は療養費の支給を受けたとき**は，その限度において，行われません（第55条第4項）.

❹ 保険給付の方法

①　入院時食事療養費，入院時生活療養費，保険外併用療養費，療養費，訪問看護療養費，移送費，傷病手当金，埋葬料，出産育児一時金，出産手当金，家族療養費，家族訪問看護療養費，家族移送費，家族埋葬料及び家族出産育児一時金の支給は，その都度，行わなければなりません．第100条第2項（第105条第2項において準用する場合を含む）の規定による埋葬に要した費用に相当する金額の支給についても，同様とします（第56条第1項）.

②　傷病手当金及び出産手当金の支給は，前項の規定にかかわらず，毎月一定の期日に行うことができます（第56条第2項）.

❺ 診療録の提示等

①　厚生労働大臣は，保険給付を行うにつき必要があると認めるときは，医師，歯科医師，薬剤師若しくは手当を行った者又はこれを使用する者に対し，その行った診療，薬剤の支給又は手当に関し，報告若しくは診療録，帳簿書類その他の物件の提示を命じ，又は当該職員に質問させることができます（第60条第1項）.

②　厚生労働大臣は，必要があると認めるときは，療養の給付又は入院時食事療養費，入院時生活療養費，保険外併用療養費，療養費，訪問看護療養費，家族療養費若しくは家族訪問看護療養費の支給を受けた被保険者又は被保険者であった者に対し，当該保険給付に係る診療，調剤又は第88条第1項に規定する指定訪問看護の内容に関し，報告を命じ，又は当該職員に質問させることができます（第60条第2項）.

③　第7条の38第2項の規定は前2項の規定による質問について，同条第3項の規定は前2項の規定による権限について準用します（第60条第3項）.

◉ 2・1・7　保険医療機関又は保険薬局の責務

　保険医療機関又は保険薬局は，当該保険医療機関において診療に従事する保険医又は当該保険薬局において調剤に従事する保険薬剤師に，第72条第1項の厚生労働省令で定めるところにより，診療又は調剤に当たらせるほか，厚生労働省令で定めるところにより，療養の給付を担当しなければなりません（第70条第1項）.

　また，保険医療機関又は保険薬局は，前項の規定によるほか，船員保険法，国民健康保険法，国家公務員共済組合法又は地方公務員等共済組合法（この法律以外の医療保険各法）による療

養の給付並びに被保険者及び被扶養者の療養並びに高齢者の医療の確保に関する法律による療養の給付，入院時食事療養費に係る療養，入院時生活療養費に係る療養及び保険外併用療養費に係る療養を担当するものとします（第70条第2項）.

● 2・1・8　保険医又は保険薬剤師の責務

　保険医療機関において診療に従事する保険医又は保険薬局において調剤に従事する保険薬剤師は，厚生労働省令で定めるところにより，健康保険の診療又は調剤に当たらなければなりません（第72条第1項）.

　また，保険医療機関において診療に従事する保険医又は保険薬局において調剤に従事する保険薬剤師は，前項の規定によるほか，この法律以外の医療保険各法又は高齢者の医療の確保に関する法律による診療又は調剤に当たるものとします（第72条第2項）.

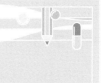

2・2　国民健康保険法

2・2・1　国民健康保険法の目的

　この法律は，国民健康保険事業の健全な運営を確保し，もって社会保障及び国民保健の向上に寄与することを目的とします（第1条）.

2・2・2　国民健康保険

　国民健康保険は，被保険者の疾病，負傷，出産又は死亡に関して必要な保険給付を行います（第2条）.

2・2・3　保　険　者

1. 都道府県は，当該都道府県内の市町村及び特別区とともに，この法律の定めるところにより，国民健康保険を行います（第3条第1項）.
2. 国民健康保険組合は，この法律の定めるところにより，国民健康保険を行うことができます（第3条第2項）.

2・2・4　国及び都道府県の責務

❶ 国 の 義 務
　国は，国民健康保険事業の運営が健全に行われるよう必要な各般の措置を講ずるとともに，第1条に規定する目的の達成に資するため，保健，医療及び福祉に関する施策その他の関連施策を積極的に推進するものとします（第4条第1項）.

❷ 都道府県の義務
1. 都道府県は，安定的な財政運営，市町村の国民健康保険事業の効率的な実施の確保その他の都道府県及び当該都道府県内の市町村の国民健康保険事業の健全な運営について中心的な役割を果たすものとします（第4条第2項）.
2. 市町村は，被保険者の資格の取得及び喪失に関する事項，国民健康保険の保険料の徴収，保健事業の実施その他の国民健康保険事業を適切に実施するものとします（第4条第3項）.
3. 都道府県及び市町村は，前二項の責務を果たすため，保健医療サービス及び福祉サービスに関する施策その他の関連施策との有機的な連携を図るものとします（第4条第4項）.
4. 都道府県は，第2項及び前項に規定するもののほか，国民健康保険事業の運営が適切かつ円滑に行われるよう，国民健康保険組合その他の関係者に対し，必要な指導及び助言

を行うものとします（第 4 条第 5 項）.

● 2・2・5　被保険者

　都道府県の区域内に住所を有する者は，当該都道府県が当該都道府県内の市町村とともに行う国民健康保険の被保険者とします（第 5 条）.

　※**適用除外**（第 6 条）.

① 　健康保険法の規定による被保険者（同法第 3 条第 2 項の規定による日雇特例被保険者を除く）

② 　船員保険法の規定による被保険者

③ 　国家公務員共済組合法又は地方公務員等共済組合法に基づく共済組合の組合員

④ 　私立学校教職員共済法の規定による私立学校教職員共済制度の加入者

⑤ 　健康保険法の規定による被扶養者

　（同法第 3 条第 2 項の規定による日雇特例被保険者の同法の規定による被扶養者を除く）

⑥ 　船員保険法，国家公務員共済組合法（他の法律において準用する場合を含む）又は地方公務員等共済組合法の規定による被扶養者

⑦ 　健康保険法第 126 条の規定により日雇特例被保険者手帳の交付を受け，その手帳に健康保険印紙を貼付すべき余白がなくなるに至るまでの間にある者及び同法の規定によるその者の被扶養者（同法第 3 条第 2 項ただし書の規定による承認を受けて同項の規定による日雇特例被保険者とならない期間内にある者及び同法第 126 条第 3 項の規定により当該日雇特例被保険者手帳を返納した者並びに同法の規定によるその者の被扶養者を除く）

⑧ 　高齢者の医療の確保に関する法律の規定による被保険者

⑨ 　生活保護法による保護を受けている世帯（その保護を停止されている世帯を除く）に属する者

⑩ 　国民健康保険組合の被保険者

⑪ 　その他特別の理由がある者で厚生労働省令で定めるもの

● 2・2・6　療養の給付

　市町村及び組合は，被保険者の疾病及び負傷に関し，次の各号に掲げる療養の給付を行います. ただし，当該被保険者の属する世帯の世帯主又は組合員が当該被保険者に係る被保険者資格証明書の交付を受けている間は，この限りではありません（第 36 条第 1 項）.

① 　診察

② 　薬剤又は治療材料の支給

③ 　処置，手術その他の治療

④ 　居宅における療養上の管理及びその療養に伴う世話その他の看護

⑤ 　病院又は診療所への入院及びその療養に伴う世話その他の看護

　次に掲げる療養に係る給付は，前項の給付に含まれません（第 36 条第 2 項）.

・食事の提供たる療養で⑤に掲げる療養と併せて行うもの（特定長期入院被保険者に係るものを除く）.

・次に掲げる療養で⑤に掲げる療養と併せて行うもの（特定長期入院被保険者に係るものに限る）.

    a)　食事の提供たる療養

    b)　温度，照明及び給水に関する適切な療養環境の形成たる療養

・評価療養

・患者申出療養

・選定療養

　被保険者が上記の給付を受けようとするときは，自己の選定する保険医療機関等から電子資格確認等により，被保険者であることの確認を受け，上記の給付を受けるものとします．ただし，厚生労働省令で定める場合に該当するときは，被保険者証を提出することを要しません（第36条第3項）.

● 2・2・7　保険医療機関等の責務

　保険医療機関若しくは保険薬局（以下「保険医療機関等」）又は保険医若しくは保険薬剤師（健康保険法第64条に規定する保険医又は保険薬剤師）が，国民健康保険の療養の給付を担当し，又は国民健康保険の診療若しくは調剤に当たる場合の準則については，同法第70条第1項及び第72条第1項の規定による厚生労働省令の例によります（第40条第1項）.

　なお，厚生労働省令の例により難いとき又はよることが適当と認められないときの準則については，厚生労働省令で定めます（第40条第2項）.

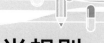

2・3
保険医療機関及び保険医療養担当規則

● 2・3・1　保険医療機関の療養担当

第1条（療養の給付の担当の範囲）

　保険医療機関が担当する療養の給付並びに被保険者及び被保険者であった者並びにこれらの者の被扶養者の療養（以下「療養の給付」）の範囲は，次のとおりとします.

　① 　診察
　② 　薬剤又は治療材料の支給
　③ 　処置，手術その他の治療
　④ 　居宅における療養上の管理及びその療養に伴う世話その他の看護
　⑤ 　病院又は診療所への入院及びその療養に伴う世話その他の看護

第2条（療養の給付の担当方針）

　保険医療機関は，懇切丁寧に療養の給付を担当しなければなりません.

　2.　保険医療機関が担当する療養の給付は，被保険者及び被保険者であった者並びにこれらの者の被扶養者である患者（以下「患者」）の療養上妥当適切なものでなければなりません.

第2条の2（診療に関する照会）

　保険医療機関は，その担当した療養の給付に係る患者の疾病又は負傷に関し，他の保険医療機関から照会があった場合には，これに適切に対応しなければなりません.

第2条の3（適正な手続の確保）

　保険医療機関は，その担当する療養の給付に関し，厚生労働大臣又は地方厚生局長若しくは地方厚生支局長に対する申請，届出等に係る手続及び療養の給付に関する費用の請求に係る手続を適正に行わなければなりません.

第2条の4（健康保険事業の健全な運営の確保）

　保険医療機関は，その担当する療養の給付に関し，健康保険事業の健全な運営を損なうことのないよう努めなければなりません.

第2条の5（特定の保険薬局への誘導の禁止）

保険医療機関は，当該保険医療機関において健康保険の診療に従事している保険医（以下「保険医」）の行う処方箋の交付に関し，患者に対して特定の保険薬局において調剤を受けるべき旨の指示等を行ってはなりません.

2. 保険医療機関は，保険医の行う処方箋の交付に関し，患者に対して特定の保険薬局において調剤を受けるべき旨の指示等を行うことの対償として，保険薬局から金品その他の財産上の利益を収受してはなりません.

第2条の6（掲示）

保険医療機関は，その病院又は診療所内の見やすい場所に，第5条の3第4項，第5条の3の2第4項及び第5条の4第2項に規定する事項のほか，別に厚生労働大臣が定める事項を掲示しなければなりません.

第3条（受給資格の確認）

保険医療機関は，患者から療養の給付を受けることを求められた場合には，次に掲げるいずれかの方法によって療養の給付を受ける資格があることを確認しなければなりません. ただし，緊急やむを得ない事由によって当該確認を行うことができない患者であって，療養の給付を受ける資格が明らかなものについては，この限りではありません.

一 健康保険法（大正11年法律第70号. 以下「法」という.）第3条第13項に規定する電子資格確認（以下「電子資格確認」という.）

二 患者の提出する被保険者証

三 当該保険医療機関が，過去に取得した当該患者の被保険者又は被扶養者の資格に係る情報（保険給付に係る費用の請求に必要な情報を含む.）を用いて，保険者に対し，電子情報処理組織を使用する方法その他の情報通信の技術を利用する方法により，あらかじめ照会を行い，保険者から回答を受けて取得した直近の当該情報を確認する方法（当該患者が当該保険医療機関から療養の給付（居宅における療養上の管理及びその療養に伴う世話その他の看護に限る.）を受けようとする場合であって，当該保険医療機関から電子資格確認による確認を受けてから継続的な療養の給付を受けている場合に限る.）

第4条（被保険者証の返還）

保険医療機関は，患者の提出する被保険者証により，療養の給付を受ける資格があることを確認した患者に対する療養の給付を担当しなくなったとき，その他正当な理由により当該患者から被保険者証の返還を求められたときは，これを遅滞なく当該患者に返還しなければなりません. ただし，当該患者が死亡した場合は，法第100条，第105条又は第113条の規定により埋葬料，埋葬費又は家族埋葬料を受けるべき者に返還しなければなりません.

第5条の2（領収証等の交付）

　保険医療機関は，前条の規定により患者から費用の支払を受けるときは，正当な理由がない限り，個別の費用ごとに区分して記載した領収証を無償で交付しなければなりません．

　　2.　厚生労働大臣の定める保険医療機関は，前項に規定する領収証を交付するときは，正当な理由がない限り，当該費用の計算の基礎となった項目ごとに記載した明細書を交付しなければなりません．

　　3.　前項に規定する明細書の交付は，無償で行わなければなりません．

第6条（証明書等の交付）

　保険医療機関は，患者から保険給付を受けるために必要な保険医療機関又は保険医の証明書，意見書等の交付を求められたときは，無償で交付しなければなりません．ただし，第87条第1項の規定による療養費（柔道整復を除く施術に係るものに限る），第99条第1項の規定による傷病手当金，第101条の規定による出産育児一時金，第102条第1項の規定による出産手当金又は第114条の規定による家族出産育児一時金に係る証明書又は意見書については，この限りではありません．

第8条（診療録の記載及び整備）

　保険医療機関は，第22条の規定による診療録に療養の給付の担当に関し必要な事項を記載し，これを他の診療録と区別して整備しなければなりません．

第9条（帳簿等の保存）

　保険医療機関は，療養の給付の担当に関する帳簿及び書類その他の記録をその完結の日から3年間保存しなければなりません．ただし，患者の診療録にあっては，その完結の日から5年間とします．

第10条（通知）

　保険医療機関は，患者が次の各号の一に該当する場合には，遅滞なく，意見を付して，その旨を全国健康保険協会又は当該健康保険組合に通知しなければなりません．

　　①　家庭事情等のため退院が困難であると認められたとき．

　　②　闘争，泥酔又は著しい不行跡によって事故を起したと認められたとき．

　　③　正当な理由がなくて，療養に関する指揮に従わないとき．

　　④　詐欺その他不正な行為により，療養の給付を受け，又は受けようとしたとき．

第11条（入院）

　保険医療機関は，患者の入院に関しては，療養上必要な寝具類を具備し，その使用に供するとともに，その病状に応じて適切に行い，療養上必要な事項について適切な注意及び指導を行わなければなりません．

2. 保険医療機関は，病院にあっては，医療法の規定に基づき許可を受け，若しくは届出を
し，又は承認を受けた病床の数の範囲内で，診療所にあっては，同法の規定に基づき許
可を受け，若しくは届出をし，又は通知をした病床数の範囲内で，それぞれ患者を入院
させなければなりません．ただし，災害その他のやむを得ない事情がある場合は，この
限りではありません．

第11条の2（看護）

保険医療機関は，その入院患者に対して，患者の負担により，当該保険医療機関の従業者以
外の者による看護を受けさせてはならない．

2. 保険医療機関は，当該保険医療機関の従業者による看護を行うため，従業者の確保等必
要な体制の整備に努めなければなりません．

2・3・2　保険医の診療方針等

第12条（診療の一般的方針）

保険医の診療は，一般に医師又は歯科医師として診療の必要があると認められる疾病又は負
傷に対して，適確な診断をもととし，患者の健康の保持増進上妥当適切に行われなければなり
ません．

第13条（療養及び指導の基本準則）

保険医は，診療に当たっては，懇切丁寧を旨とし，療養上必要な事項は理解し易いように指
導しなければなりません．

第14条及び第15条（指導）

保険医は，診療に当たっては常に医学の立場を堅持して，患者の心身の状態を観察し，心理
的な効果をも挙げることができるよう適切な指導をしなければなりません．

保険医は，患者に対し予防衛生及び環境衛生の思想のかん養に努め，適切な指導をしなけれ
ばなりません．

第16条（転医及び対診）

保険医は，患者の疾病又は負傷が自己の専門外にわたるものであるとき，又はその診療につ
いて疑義があるときは，他の保険医療機関へ転医させ，又は他の保険医の対診を求める等診療
について適切な措置を講じなければなりません．

第16条の2（診療に関する照会）

保険医は，その診療した患者の疾病又は負傷に関し，他の保険医療機関又は保険医から照会
があった場合には，これに適切に対応しなければなりません．

第 17 条（施術の同意）

　保険医は，患者の疾病又は負傷が自己の専門外にわたるものであるという理由によって，みだりに，施術業者の施術を受けさせることに同意を与えてはなりません．

第 19 条（使用医薬品及び歯科材料）

　保険医は，厚生労働大臣の定める医薬品以外の薬物を患者に施用し，又は処方してはなりません．

　ただし，医薬品，医療機器等の品質，有効性及び安全性の確保等に関する法律第 2 条第 17 項に規定する治験（以下「治験」）に係る診療において，当該治験の対象とされる薬物を使用する場合その他厚生労働大臣が定める場合においては，この限りではありません．

第 19 条の 2（健康保険事業の健全な運営の確保）

　保険医は，診療に当たっては，健康保険事業の健全な運営を損なう行為を行うことのないよう努めなければなりません．

第 19 条の 3（特定の保険薬局への誘導の禁止）

　保険医は，処方箋の交付に関し，患者に対して特定の保険薬局において調剤を受けるべき旨の指示等を行ってはなりません．

　2.　保険医は，処方箋の交付に関し，患者に対して特定の保険薬局において調剤を受けるべき旨の指示等を行うことの対償として，保険薬局から金品その他の財産上の利益を収受してはなりません．

第 20 条（診療の具体的方針）

　医師である保険医の診療の具体的方針は，前 12 条の規定によるほか，次に掲げるところによるものとします．

　1.　診察
　　①　診察は，特に患者の職業上及び環境上の特性等を顧慮して行います．
　　②　診察を行う場合は，患者の服薬状況及び薬剤服用歴を確認しなければなりません．
　　　　ただし，緊急やむを得ない場合については，この限りではありません．
　　③　健康診断は，療養の給付の対象として行ってはなりません．
　　④　往診は，診療上必要があると認められる場合に行います．
　　⑤　各種の検査は，診療上必要があると認められる場合に行います．
　　⑥　⑤によるほか，各種の検査は，研究の目的をもって行ってはなりません．
　　　　ただし，治験に係る検査については，この限りではありません．
　2.　投薬
　　①　投薬は，必要があると認められる場合に行います．
　　②　治療上 1 剤で足りる場合には 1 剤を投与し，必要があると認められる場合に 2 剤以上

を投与します．

③　同一の投薬は，みだりに反覆せず，症状の経過に応じて投薬の内容を変更する等の考慮をしなければなりません．

④　投薬を行うに当たっては，医薬品，医療機器等の品質，有効性及び安全性の確保等に関する法律第14条の4第1項各号に掲げる医薬品（新医薬品等）とその有効成分，分量，用法，用量，効能及び効果が同一性を有する医薬品として，同法第14条又は第19条の2の規定による製造販売の承認がなされたもの（ただし，後発医薬品を除く）の使用を考慮するとともに，患者に後発医薬品を選択する機会を提供すること等患者が後発医薬品を選択しやすくするための対応に努めなければなりません．

⑤　栄養，安静，運動，職場転換その他療養上の注意を行うことにより，治療の効果を挙げることができると認められる場合は，これらに関し指導を行い，みだりに投薬をしてはなりません．

⑥　投薬量は，予見することができる必要期間に従ったものでなければならないこととし，厚生労働大臣が定める内服薬及び外用薬については当該厚生労働大臣が定める内服薬及び外用薬ごとに1回14日分，30日分又は90日分を限度とします．

⑦　注射薬は，患者に療養上必要な事項について適切な注意及び指導を行い，厚生労働大臣の定める注射薬に限り投与することができることとし，その投与量は，症状の経過に応じたものでなければならず，厚生労働大臣が定めるものについては当該厚生労働大臣が定めるものごとに1回14日分，30日分又は90日分を限度とします．

3．処方箋の交付

①　処方箋の使用期間は，交付の日を含めて4日以内とします．

　　ただし，長期の旅行等特殊の事情があると認められる場合は，この限りではありません．

②　①の規定にかかわらず，リフィル処方箋（保険医が診療に基づき，別に厚生労働大臣が定める医薬品以外の医薬品を処方する場合に限り，複数回（3回までに限る．）の使用を認めた処方箋をいう．以下同じ．）の2回目以降の使用期間は，直近の当該リフィル処方箋の使用による前号への必要期間が終了する日の前後7日以内とします．

③　①及び②によるほか，処方箋の交付に関しては，2．に定める投薬の例によります．ただし，当該処方箋がリフィル処方箋である場合における同号の規定の適用については，同号ヘ中「投薬量」とあるのは，「リフィル処方箋の1回の使用による投薬量及び当該リフィル処方箋の複数回の使用による合計の投薬量」とし，同号ヘ後段の規定は，適用しません．

4．注射

①　注射は，次に掲げる場合に行います．

・経口投与によって胃腸障害を起すおそれがあるとき，経口投与をすることができないとき，又は経口投与によっては治療の効果を期待することができないとき．

・特に迅速な治療の効果を期待する必要があるとき．

・その他注射によらなければ治療の効果を期待することが困難であるとき.

②　注射を行うに当たっては, 後発医薬品の使用を考慮するよう努めなければなりません.

③　内服薬との併用は, これによって著しく治療の効果を挙げることが明らかな場合又は内服薬の投与だけでは治療の効果を期待することが困難である場合に限って行います.

④　混合注射は, 合理的であると認められる場合に行います.

⑤　輸血又は電解質若しくは血液代用剤の補液は, 必要があると認められる場合に行います.

5.　手術及び処置

①　手術は, 必要があると認められる場合に行います.

②　処置は, 必要の程度において行います.

6.　リハビリテーション

リハビリテーションは, 必要があると認められる場合に行います.

6の2.　居宅における療養上の管理等

（省略）

7.　入院

①　入院の指示は, 療養上必要があると認められる場合に行います.

②　単なる疲労回復, 正常分べん又は通院の不便等のための入院の指示は行ってはいけません.

③　保険医は, 患者の負担により, 患者に保険医療機関の従業者以外の者による看護を受けさせてはなりません.

第22条（診療録の記載）

保険医は, 患者の診療を行った場合には, 遅滞なく, 様式第一号又はこれに準ずる様式の診療録に, 当該診療に関し必要な事項を記載しなければなりません.

第23条（処方箋の交付）

保険医は, 処方箋を交付する場合には, 様式第二号若しくは第二号の二又はこれらに準ずる様式の処方箋に必要な事項を記載しなければなりません.

2.　保険医は, リフィル処方箋を交付する場合には, 様式第二号又はこれに準ずる様式の処方箋にその旨及び当該リフィル処方箋の使用回数の上限を記載しなければなりません.

3.　保険医は, その交付した処方箋に関し, 保険薬剤師から疑義の照会があった場合には, これに適切に対応しなければなりません.

第23条の2（適正な費用の請求の確保）

保険医は, その行った診療に関する情報の提供等について, 保険医療機関が行う療養の給付に関する費用の請求が適正なものとなるよう努めなければなりません.

2・4　労働者災害補償保険法

2・4・1　総　則

第1条

　労働者災害補償保険は，業務上の事由，事業主が同一でない二以上の事業に使用される労働者（複数事業労働者）の二以上の事業の業務を要因とする事由又は通勤による労働者の負傷，疾病，障害，死亡等に対して迅速かつ公正な保護をするため，必要な保険給付を行い，あわせて，業務上の事由又は通勤により負傷し，又は疾病にかかった労働者の社会復帰の促進，当該労働者及びその遺族の援護，労働者の安全及び衛生の確保等を図り，もって労働者の福祉の増進に寄与することを目的とします．

第2条

　労働者災害補償保険は，政府が，これを管掌します．

第2条の2

　労働者災害補償保険は，第1条の目的を達成するため，業務上の事由，複数事業労働者の二以上の事業の業務を要因とする事由又は通勤による労働者の負傷，疾病，障害，死亡等に関して保険給付を行うほか，社会復帰促進等事業を行うことができます．

2・4・2　保険給付

❶ 通　則

第7条

この法律による保険給付は，次に掲げる保険給付とします．

① 労働者の業務上の負傷，疾病，障害又は死亡（業務災害）に関する保険給付
② 複数事業労働者の二以上の事業の業務を要因とする負傷，疾病，障害又は死亡に関する保険給付
③ 労働者の通勤による負傷，疾病，障害又は死亡（通勤災害）に関する保険給付
④ 二次健康診断等給付
2. 前項③の通勤とは，労働者が，就業に関し，次に掲げる移動を，合理的な経路及び方法により行うことをいい，業務の性質を有するものを除くものとします．
① 住居と就業の場所との間の往復
② 厚生労働省令で定める就業の場所から他の就業の場所への移動
③ ①に掲げる往復に先行し，又は後続する住居間の移動

（厚生労働省令で定める要件に該当するものに限る）

3. 労働者が，前項①〜③に掲げる移動の経路を逸脱し，又は同項①〜③に掲げる移動を中断した場合，当該逸脱又は中断の間及びその後の同項①〜③に掲げる移動は，第1項③の通勤としません．

ただし，当該逸脱又は中断が，日常生活上必要な行為であって厚生労働省令で定めるものをやむを得ない事由により行うための最小限度のものである場合は，当該逸脱又は中断の間を除き，この限りではありません．

※「**日常生活上必要な行為であって厚生労働省令で定めるもの**」とは（労働者災害補償保険法施行規則第8条）

① 日用品の購入その他これに準ずる行為
② 職業訓練，学校教育法に規定する学校において行われる教育その他これらに準ずる教育訓練であり，職業能力の開発向上に資するものを受ける行為
③ 選挙権の行使その他それに準ずる行為
④ 病院又は診療所において診察又は治療を受けることその他これに準ずる行為
⑤ 要介護状態にある配偶者，子，父母，孫，祖父母及び兄弟姉妹並びに配偶者の父母の介護（継続的に又は反復して行われるものに限る．）

■**業務災害の認定**

当該法律には，業務災害に関する明文化された規定はなく，業務上外かの判断は困難です．そのため業務上外の判断基準として，**業務遂行性**と**業務起因性**の二つの基準が示されています．

1. 業務遂行性とは

業務と災害等との因果関係をいいます．業務遂行性が認められるためには，労働者が業務に就いている状態（労働者が労働契約に基づいて使用者の支配下にある状態）での災害でなければなりません．

2. 業務起因性とは

業務と傷病等との因果関係をいいます．業務起因性が認められるためには，業務と傷病等との間に相当因果関係がなければなりません．

■**通勤災害の認定**

通勤災害と認められるためには，「通勤」の途上でなければなりません．労働者の移動が通勤に該当するためには，五つの要件があります．

① 就業に関係があること．
② 労災保険法第7条の4第2項各号が定める三つの類型での移動であること．
　　・住居と就業の場所との間の往復
　　・就業の場所から他の就業の場所への移動
　　・第一号に掲げる往復に先行し，又は後続する住居間の移動
③ 合理的な経路及び方法により往復すること．
④ 中断又は逸脱があってはならない．

⑤ 業務の性質を有するものは除く（労災保険法第7条第2項）.

第12条の2の2

労働者が，故意に負傷，疾病，障害若しくは死亡又はその直接の原因となった事故を生じさせたときは，政府は，保険給付を行いません.

労働者が故意の犯罪行為若しくは重大な過失により，又は正当な理由がなくて療養に関する指示に従わないことにより，負傷，疾病，障害若しくは死亡若しくはこれらの原因となった事故を生じさせ，又は負傷，疾病若しくは障害の程度を増進させ，若しくはその回復を妨げたときは，政府は，保険給付の全部又は一部を行わないことができます.

第12条の3

偽りその他不正の手段により保険給付を受けた者があるときは，政府は，その保険給付に要した費用に相当する金額の全部又は一部をその者から徴収することができます.

この場合，事業主（徴収法第8条第1項又は第2項の規定により元請負人が事業主とされる場合は，当該元請負人）が虚偽の報告又は証明をしたためその保険給付が行われたものであるときは，政府は，その事業主に対し，保険給付を受けた者と連帯して前項の徴収金を納付すべきことを命ずることができます.

❷ 業務災害に関する保険給付

第12条の8

第7条第1項第一号の業務災害に関する保険給付は，次に掲げる保険給付とします.

① 療養補償給付　　⑤ 葬祭料
② 休業補償給付　　⑥ 傷病補償年金
③ 障害補償給付　　⑦ 介護補償給付
④ 遺族補償給付

※業務災害が発生した場合の給付区分

① 業務上の傷病により療養を開始したとき
　　…療養補償給付，休業補償給付
② 傷病が治ゆしないとき
　　…傷病補償年金（1年6ヶ月経過後），介護補償給付，休業補償給付
③ 傷病が治ゆしたが障害が残ったとき
　　…障害補償給付（障害補償年金，障害補償一時金，介護補償給付等）
④ 傷病により死亡したとき
　　…遺族補償給付（遺族補償年金，遺族補償一時金等）

81

❸ 複数業務要因災害に関する保険給付

第 20 条の 2

第 7 条第 1 項第二号の複数業務要因災害に関する保険給付は，次に掲げる保険給付とする．

① 複数事業労働者療養給付
② 複数事業労働者休業給付
③ 複数事業労働者障害給付
④ 複数事業労働者遺族給付
⑤ 複数事業労働者葬祭給付
⑥ 複数事業労働者傷病年金
⑦ 複数事業労働者介護給付

❹ 通勤災害に関する保険給付

第 21 条

第 7 条第 1 項第三号の通勤災害に関する保険給付は，次に掲げる保険給付とする．

① 療養給付
② 休業給付
③ 障害給付
④ 遺族給付
⑤ 葬祭給付
⑥ 傷病年金
⑦ 介護給付

❺ 二次健康診断等給付

第 26 条

　二次健康診断等給付は，労働安全衛生法第 66 条第 1 項 の規定による健康診断又は当該健康診断に係る同条第 5 項ただし書の規定による健康診断のうち，直近のもの（一次健康診断）において，血圧検査，血液検査その他業務上の事由による脳血管疾患及び心臓疾患の発生にかかわる身体の状態に関する検査であって，厚生労働省令で定めるものが行われた場合において，当該検査を受けた労働者がそのいずれの項目にも異常の所見があると診断されたときに，当該労働者（当該一次健康診断の結果その他の事情により既に脳血管疾患又は心臓疾患の症状を有すると認められるものを除く）に対し，その請求に基づいて行います．

2. 二次健康診断等給付の範囲は，次のとおりとします．

① 脳血管及び心臓の状態を把握するために必要な検査（前項に規定する検査を除く）であって厚生労働省令で定めるものを行う医師による健康診断（1 年度につき 1 回に限る．以下「二次健康診断」）

② 二次健康診断の結果に基づき，脳血管疾患及び心臓疾患の発生の予防を図るため，面接により行われる医師又は保健師による保健指導（二次健康診断ごとに 1 回に限る．次項において「特定保健指導」）

3. 政府は，二次健康診断の結果その他の事情により既に脳血管疾患又は心臓疾患の症状を有すると認められる労働者については，当該二次健康診断に係る特定保健指導を行わな

いものとします．

※二次健康診断等給付に係る検査（労働者災害補償保険法施行規則第 18 条の 16）

・第 26 条第 1 項の厚生労働省令で定める検査は，次のとおりとします．

① 血圧の測定

② 低比重リポ蛋白コレステロール（LDL コレステロール），高比重リポ蛋白コレステロール（HDL コレステロール）又は血清トリグリセライドの量の検査

③ 血糖検査

④ 腹囲の検査又は BMI（次の算式により算出した値）の測定

$$BMI = 体重（kg）÷ 身長（m）の二乗$$

・第 26 条第 2 項第一号の厚生労働省令で定める検査は，次のとおりとします．

① 空腹時の低比重リポ蛋白コレステロール（LDL コレステロール），高比重リポ蛋白コレステロール（HDL コレステロール）及び血清トリグリセライドの量の検査

② 空腹時の血中グルコースの量の検査

③ ヘモグロビン Alc 検査（一次健康診断）において当該検査を行った場合を除く．

④ 負荷心電図検査又は胸部超音波検査

⑤ 頸部超音波検査

⑥ 微量アルブミン尿検査（一次健康診断における尿中の蛋白の有無の検査において疑陽性（±）又は弱陽性（＋）の所見があると診断された場合に限る）

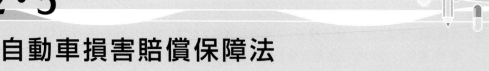

2・5 自動車損害賠償保障法

2・5・1　自動車損害賠償保障法の目的

第1条

　この法律は，自動車の運行によって人の生命又は身体が害された場合における損害賠償を保障する制度を確立するとともに，これを補完する措置を講ずることにより，被害者の保護を図り，あわせて自動車運送の健全な発達に資することを目的とします．

2・5・2　定　義

第2条

この法律で

1. 「自動車」とは，道路運送車両法第2条第2項に規定する自動車（農耕作業の用に供することを目的として製作した小型特殊自動車を除く）及び同条第3項に規定する原動機付自転車をいいます．
2. 「運行」とは，人又は物を運送するとしないとにかかわらず，自動車を当該装置の用い方に従い用いることをいいます．
3. 「保有者」とは，自動車の所有者その他自動車を使用する権利を有する者で，自己のために自動車を運行の用に供するものをいいます．
4. 「運転者」とは，他人のために自動車の運転又は運転の補助に従事する者をいいます．

2・5・3　自動車損害賠償責任

第3条

　自己のために自動車を運行の用に供する者は，その運行によって他人の生命又は身体を害したときは，これによって生じた損害を賠償する責任があります．

　ただし，自己及び運転者が自動車の運行に関し注意を怠らなかったこと，被害者又は運転者以外の第三者に故意又は過失があったこと並びに自動車に構造上の欠陥又は機能の障害がなかったことを証明したときは，この限りではありません．

2・5・4　保険金の請求

第15条

　被保険者は，被害者に対する損害賠償額について自己が支払をした限度においてのみ，保険会社に対して保険金の支払を請求することができます．

2·5·5　書面の交付

第 16 条の 4

1. 保険会社は，保険金等の請求があったときは，遅滞なく，国土交通省令・内閣府令で定めるところにより，支払基準の概要その他の国土交通省令・内閣府令で定める事項を記載した書面を当該請求を行った被保険者又は被害者に交付しなければなりません．

2. 保険会社は，保険金等の支払を行ったときは，遅滞なく，国土交通省令・内閣府令で定めるところにより，支払った保険金等の金額，後遺障害の該当する等級，当該等級に該当すると判断した理由その他の保険金等の支払に関する重要な事項であって国土交通省令・内閣府令で定めるものを記載した書面を前項に規定する請求を行った被保険者又は被害者に交付しなければなりません．

3. 保険会社は，第 3 条ただし書に規定する事項の証明があったことその他の理由により保険金等を支払わないこととしたときは，遅滞なく，国土交通省令・内閣府令で定めるところにより，支払を行わないこととした理由を記載した書面を第 1 項に規定する請求を行った被保険者又は被害者に交付しなければなりません．

4. 保険会社は，前 3 項の規定による書面の交付に代えて，政令で定めるところにより，被保険者又は被害者の承諾を得て，当該書面に記載すべき事項を電子情報処理組織を使用する方法その他の情報通信の技術を利用する方法であって国土交通省令・内閣府令で定めるものにより提供することができます．この場合において，当該保険会社は，当該書面を交付したものとみなします．

2·5·6　書面による説明等

第 16 条の 5

1. 保険会社は，書面交付後において，被保険者又は被害者から，国土交通省令・内閣府令で定めるところにより，書面により，保険金等の支払に関する重要な事項（国土交通省令・内閣府令で定める事項を除く）であって国土交通省令・内閣府令で定めるもの又は支払を行わないこととした理由の詳細であって国土交通省令・内閣府令で定めるものについて説明を求められたときは，次項前段に規定する場合を除き，国土交通省令・内閣府令で定めるところにより，当該説明を求めた者に対し，書面により，当該説明を求められた事項を説明しなければなりません．
ただし，当該説明を求めた者の同意があるときは，書面以外の方法により説明することができます．

2. 保険会社は，前項の規定により説明を求められた場合であって第三者の権利利益を不当に害するおそれがあるときその他正当な理由があるときは，当該説明を求められた事項の全部又は一部について説明をしないことができます．この場合において，保険会社は，説明をしない旨及びその理由を記載した書面を当該説明を求めた者に交付しなければなりません．

3. 第 1 項の規定による説明又は前項の規定による書面の交付（説明等）は，第 1 項の規定により説明を求められた日から起算して 30 日以内にしなければなりません．

4. 保険会社は，事務処理上の困難その他正当な理由により前項に規定する期間内に説明等をすることができないときは，同項に規定する期間内に，第 1 項の規定により説明を求めた者に対し，書面により，前項に規定する期間内に当該説明等をすることができない理由及び当該説明等の期限を通知しなければなりません．

5. 保険会社は，第 1 項の規定による書面による説明，第 2 項の規定による書面の交付又は前項の規定による書面による通知（書面による説明等）に代えて，政令で定めるところにより，被保険者又は被害者の承諾を得て，当該書面に記載すべき事項を電子情報処理組織を使用する方法その他の情報通信の技術を利用する方法であって国土交通省令・内閣府令で定めるものにより提供することができます．この場合において，当該保険会社は，書面による説明等を行ったものとみなします．

2・6

保険医療機関及び保険医の社会的責任

2・6・1 はじめに

2003 年頃からよく耳にするようになった「企業の社会的責任（CSR)」という言葉. 医療機関は企業という括りに入るかという話は別として，医療事故でメディアを騒がすことが多くなった最近では，医療機関においても「社会的責任」を意識することが今まで以上に重要視されています.

そもそも，医療は地域医療計画に基づき主に地域社会で健康予防，健康回復，救命に関する医療サービスを提供しています. 医療は私たちの生活に密着した，不可欠な社会的システムなのです. そのために医療費には社会保険や税金という公的資金が投入されて運営が行われています. したがって，医療施設は民間企業以上に社会的責任を負わなくてはなりません.

では，医療施設の社会的責任にはどのようなものがあるのでしょうか. 大まかに区別すると，以下の六つが挙げられます.

① 法令順守　　　　　　　④ 情報開示と説明責任
② 生活者の信頼獲得　　　⑤ 環境保全
③ 医療サービスの安全確保　⑥ 地域社会貢献活動

中でも医療は人命にかかわることから，**医療サービスの安全確保**が特に重要になってきます.

次項では，法的観点から医療サービスの安全確保について述べていきます.

2・6・2 医療事故による法的責任の種類

医療事故が発生した場合，当該事故にかかる医療従事者は，①民事責任②刑事責任③行政責任を問われることがあります. 民事責任を課される事例がもっとも多く，刑事責任及び行政責任を課される事例は少ないのが現状です. しかし，2002 年に東京慈恵会医科大学附属青戸病院（現在は，東京慈恵会医科大学葛飾医療センター）で発生した医療事故のように刑事責任を課された事例もあります.

❶ 民 事 責 任

医療事故により，患者の生命・身体に害悪が生じ又は精神的苦痛が発生した場合，患者若しくはその法定相続人等から，これを金銭によって賠償することを求められることがあります.

① 診療契約の債務不履行

患者は，医療行為を受けるにあたって，医師個人又は医療機関との間で，診療契約を締結しています. この契約に基づく診療についてはその医療機関のもっている医療水準に至らない診療により患者に侵害を与えた場合，患者に対し診療が充分に果たせなかったこと

により，患者から債務不履行を追求されることがあります．

② **不法行為**

不法行為責任とは，契約当事者に限らず，故意又は過失により他人の権利を侵害した場合に，それによる損害を賠償する責任をいいます．したがって，医療機関に勤務医が医療過誤を行った場合は過誤を行った医師が賠償責任を負うことになります．

また，民法第 715 条において使用者責任について定められており，医療機関の勤務医等が患者に損害を加えた場合，医療のために他人を使用する者は勤務医等が医療を行うことにより第三者に損害を加えた場合は使用者が賠償責任を負うとされています．

ただし，使用者が勤務医等に医療の監督につき相当の注意をなしたるとき又は相当の注意をしたにもかかわらず損害が生じることとなったときはこの限りではありません．そして，この責任を果たした使用者（院長等）は勤務医等に対して，求償権を行使できます．

❷ **刑 事 責 任**

民事責任が主として金銭的賠償を求めるものであるのに対して，刑事責任は，医療従事者個人に対して懲役・禁錮・罰金等の制裁を加えるものです．

① **傷害罪**

人の身体を傷害した者は，15 年以下の懲役又は 50 万円以下の罰金に処されます．ここでいう「傷害」とは，他人の身体に対する暴行により，その生活機能に傷害を与えることをいいます．また，「暴行」とは，人の身体に対する不法な攻撃方法の一切をいい，手術の不要な患者に対して手術を行うような行為も該当します．

② **業務上過失致死傷罪**

業務上の必要な注意を怠ったことにより，人を死傷させた場合に，5 年以下の懲役若しくは禁錮又は 50 万円以下の罰金に処せられます．いわゆる，「医療過誤」として刑事責任が問われる場合は，業務上過失致死傷罪の成否が問題となります．また，「故意又は過失」「損害」及び「因果関係」といった要件が問題となり，その判断方法については民事責任の場合と重複する部分が多くあります．

③ **文書偽造及び同行使，証拠隠滅の罪**

医療事故発生の際，これを隠蔽しようとカルテの改ざん等を行った場合，文書偽造や証拠隠滅の罪に問われることがあります．

● 2・6・3　保険医の社会的責任

世界医師会によって平成 17 年に刊行された『医の倫理マニュアル』では，今日の医療はかつてないほど，厳密に個人的というよりも社会的な活動となっているといいます．なぜならば，医療は政府と企業の組織や資金を背景にして成り立っているからです．医師は自らの利益と患者の利益との間に利益相反があった場合，すべて患者の利益となる方向で解決しなければならなりませんが，自分の患者だけでなく他者に対してもある程度の責任を負う必要があります．正義という普遍の価値観で判断すれば，供給が限られた資源の分配という問題に医師が責任を果たすためには，たとえ患者からの求めであっても，無駄で効果のない治療は断る必要があり

ます．すべての医師は，個々の患者の健康状態に影響を与える社会的，環境的決定因子を認識しておくことも必要です．医師は専門的な知識を有する者として，地域の保健，予防，福祉，環境問題に積極的に関わっていく必要があります．

　日本医師会は平成28年に作成した『医師の職業倫理指針（第3版）』で医師の社会的責任として以下をあげています．

① 　医療事故発生時の対応
② 　医療機関内での医療事故の報告と原因の究明
③ 　公的検討機関への医療事故の報告
④ 　異状死体の届出
⑤ 　被虐待患者の公的機関への通報，施設内での患者への虐待および身体拘束
⑥ 　社会に対する情報の発信
⑦ 　メディアへの対応
⑧ 　公衆衛生活動への協力
⑨ 　保険医療への協力
⑩ 　国際活動への参加

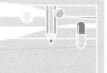

2・7

公費負担医療制度

● 2・7・1　公費負担医療

　通常，健康保険により診療を受けると，自らの自己負担額を支払い，残りの費用を政府や市町村等が負担することになっています．しかし，病気の種類や患者の条件によっては，国や地方公共団体が優先的に給付を行ったり，自己負担額を肩代わりしてくれる場合があります．この制度を，公費負担医療制度といいます．

　公費負担医療の給付内容や給付方法は，法律又は条例等により，全額公費によるもの，医療保険と併用でその中の自己負担分について公費負担が適用されるもの等さまざまです．

● 2・7・2　公費負担医療制度の分類

　公費負担医療制度は目的により次の五つに分類することができます．
　(1)　社会的弱者の救済
　　　・母子保健法（養育医療）
　　　・児童福祉法（育成医療，措置等）
　　　・生活保護法（医療扶助）
　　　・子ども医療費助成　等
　(2)　障害者の福祉
　　　・身体障害者福祉法（更生医療）
　　　・重度心身障害者医療費助成　等
　(3)　健康被害に関する補償
　　　・戦傷病者特別援護法
　　　・原子爆弾被害者に対する援護法　等
　(4)　公衆衛生の向上
　　　・結核予防法
　　　・精神保健福祉法
　　　・感染症予防医療法　等
　(5)　難病・慢性疾患の治療研究と助成
　　　・特定疾患治療研究事業
　　　・小児慢性特定疾患治療研究事業　等

2・7・3　公費負担医療制度一覧

表 2・1　公費負担医療制度一覧（令和 6 年 4 月現在）

法　律	根拠条文	医療給付名
戦傷病者特別援護法	第 10 条	療養の給付
	第 20 条	更生医療
原子爆弾被爆者に対する援護に関する法律	第 10 条	認定疾病医療
	第 18 条	一般疾病医療費
感染症の予防及び感染症の患者に対する医療に関する法律	第 37 条	結核患者の入院
	第 37 条	新感染症の患者の入院
	第 37 条の 2	結核患者の適正医療
	第 37 条	一類感染症等の患者の入院
精神保健及び精神障害者福祉に関する法律	第 29 条	措置入院
麻薬及び向精神薬取締法による入院措置	第 58 条の 8	措置入院
生活保護法による医療扶助	第 15 条	医療扶助
中国残留邦人等の円滑な帰国の促進並びに永住帰国した中国残留邦人等及び特定配偶者の自立の支援に関する法律（中国残留邦人等の円滑な帰国の促進及び永住帰国後の自立の支援に関する法律の一部を改正する法律附則第 4 条第 2 項において準用する場合を含む）	第 14 条第 4 項	医療支援給付
児童福祉法	第 20 条	療育の給付
	第 21 条の 5 の 29	肢体不自由児通所医療
	第 24 条の 20	障害児入所医療費
	第 19 条の 2	小児慢性特定疾病医療費の支給
母子保健法	第 20 条	養育医療
心神喪失等の状態で重大な他害行為を行った者の医療及び観察等に関する法律による医療の実施に係る医療の給付	第 81 条	医療
障害者総合支援法	第 5 条	精神通院医療
	第 5 条	更生医療
	第 5 条	育成医療
	第 70 条，第 71 条	療養介護医療，基準該当療養介護医療
特定 B 型肝炎ウイルス感染者給付金等の支給に関する特別措置法及び肝がん・重度肝硬変治療研究促進事業に係る医療費の支給	第 12 条第 1 項第 13 条第 1 項	
難病の患者に対する医療費等に関する法律	第 5 条	特定医療
石綿による健康被害の救済に関する法律による医療費の支給	第 4 条	医療費の支給
特定疾患治療費，先天性血液凝固因子障害等治療費，水俣病総合対策費の国庫補助による療養費及び研究治療費，茨城県神栖町における有機ヒ素化合物による環境汚染及び健康被害に係る緊急措置事業要綱による医療費及びメチル水銀の健康影響による治療研究費		
肝炎治療特別促進事業に係る医療の給付及び肝がん・重度肝硬変治療研究促進事業に係る医療費の支給		
児童福祉法の措置等に係る医療費の給付		

2章　章末学科問題

問1　次の文章に関して正しいものには○を，誤っているものには×を付けなさい．

（1）　船員保険の被保険者は，一部を除き健康保険法における被保険者となることができない．

（2）　国民健康保険は，被保険者の疾病，負傷，出産に関して必要な保険給付を行い，死亡に関する保険給付は行われない．

（3）　保険医療機関は，保険医の行う処方せんの交付に関し，保険薬局から金品その他の財産上の利益を収受していなければ，患者に対して特定の保険薬局において調剤を受けるべき旨の指示等を行うことができる．

（4）　保険医療機関は，患者から費用の支払いを受けるときは，個別の費用ごとに区分して記載した領収書を有償で交付することができる．

（5）　保険医の診療における具体的方針として，投薬量は，予見することができる必要期間に従ったものでなければならず，厚生労働大臣が定める内服薬については当該厚生労働大臣が定める内服薬ごとに1回14日分，30日分又は90日分を限度とする．

問2　次の医療保険に関する記述のうち，誤っているものを一つ選びなさい．

A. 組合管掌健康保険は，事務所の規模が大きないわゆる大企業に就業する従業員を対象としており，全国健康保険協会が保険者となっている．

B. 全国健康保険協会管掌健康保険は，規模の小さないわゆる中小企業に就業する従業員を対象としており，全国健康保険協会が保険者となっている．

C. 日雇特例被保険者の保険者番号は各管掌別の法令番号がないため，都道府県番号から始まる6桁の番号となる．

D. 日本の医療保険は職域を基盤に被保険者を対象とした被用者保険（職域保険）と地域を基盤に市町村住民を対象とした国民健康保険（地域保健）の二つに大別される．

①　A・D　　　②　C・D　　　③　Bのみ　　　④　A・C

3章

医学一般

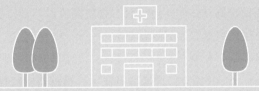

　医師事務作業補助者の文書作成の中でもっとも知識を必要とする分野です.

　ここでは，医学の知識，薬物の種類，どのような病気や症状に対して検査，診断，治療の用語が必要なのかが解説されています. 特に，解剖生理，診断と治療，用語は文書作成において理解しなければカルテの要約は不可能です. まず，人体解剖図（骨格，筋）は細かく読みこなすだけでも困難です. 標準的な疾患名も読解力が必要です.

　特にテキストの中で，人体図，主要症状，標準的な疾患はしっかり学習しましょう.

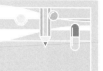

3・1
人体の構造，組織，器官

● 3・1・1　組　織

　人体は，約 60 兆個の細胞から成り立っていて，細胞（Cell）は生物の構造上・機能上の細小基本単位です．

　同じような働きをもつ細胞の集団を組織（Tissue）といいます．

　組織は，以下の 4 種類に分けられます．

1. 上皮組織：体の表面や体内の腔所の表面を被うもので，胸膜腔・心膜腔・腹膜腔などの内面を被うものを中皮といい，血管やリンパ管などの内面を被うものを内皮といいます．
2. 結合（支持）組織：からだの支柱と各部の結合に働いている組織で，骨，軟骨，腱，結合組織など多くの種類があります．いずれも細胞間質が非常に豊富であるということ，そこに多量の線維が存在することが特徴です．
3. 筋組織：著しい収縮能力をもつことが特徴です．光学顕微鏡で明瞭な横紋がみられる横紋筋と，横紋のみられない平滑筋に分類されます．横紋筋には骨格筋と心筋が含まれます．
4. 神経組織：脳と脊髄，末梢神経をつくっている組織で，刺激や興奮の伝達をします．

● 3・1・2　器　官

　器官（Organ）とは，色々な組織がさらに集まり，一定の形態と機能を備えるものです．つまり体の部品であり，例えば心臓，肺，胃，腎臓，肝臓などがあります．いくつかの器官が，互いに連携し一連の働きをする系統を器官系（Organ System）といいます．例えば消化器系は，口，食道，胃，腸，肝臓，膵臓などの器官が，互いに連携しあい消化・吸収という一連の働きを行っています．

　器官系は以下に分類されます．

① 運動器系（骨格系と筋系）
② 消化器系
③ 呼吸器系
④ 泌尿器系
⑤ 生殖器系
⑥ 内分泌系
⑦ 脈管系（循環器系）
⑧ 神経系
⑨ 感覚器系

3・2
人体解剖図

3・2・1　人体解剖図

　人体の主要な部位，筋骨・内臓などの名称及びそれぞれの機能に関する必要最低限度の基礎知識を得ることを目的とします．

3・2・2　人体の主要部位　＜骨格・筋＞

❶ 骨　格

　人体には，平均206個の骨があります．頭蓋に28個，躯幹に58個，両手・両足に合計120個の骨があり，個々の骨は互いに組み合わさり，1個の人体の骨格を形成しています．骨格は，頭蓋，脊椎，胸郭，肩，骨盤，上肢，下肢に大きく分けられます．

❷ 筋

　身体には，その名称のついた筋が600以上あります．筋はそれ自身運動する力があり，骨格筋のほか，心臓や消化管の壁にも多くの筋組織を含み，動いています．

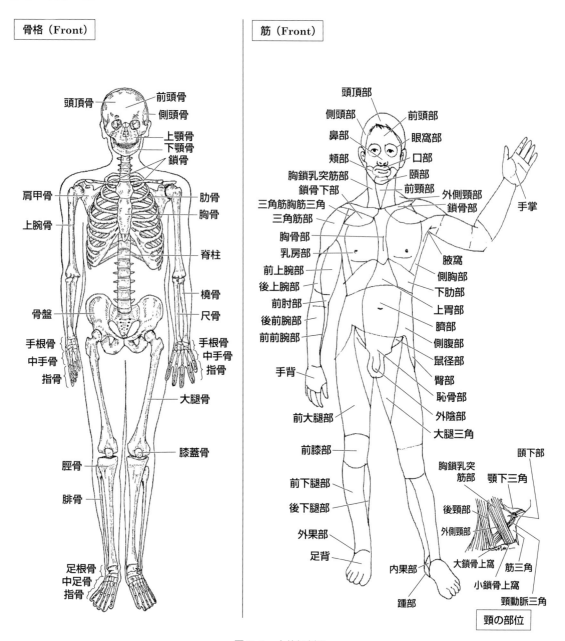

骨格（Front）

頭頂骨
前頭骨
側頭骨
上顎骨
下顎骨
鎖骨
肩甲骨
上腕骨
肋骨
胸骨
脊柱
橈骨
尺骨
骨盤
手根骨
中手骨
指骨
手根骨
中手骨
指骨
大腿骨
膝蓋骨
脛骨
腓骨
足根骨
中足骨
指骨

筋（Front）

頭頂部
側頭部
鼻部
頬部
胸鎖乳突筋部
鎖骨下部
三角筋胸筋三角
三角筋部
胸骨部
乳房部
前上腕部
後上腕部
前肘部
後前腕部
前前腕部
手背
前大腿部
前膝部
前下腿部
後下腿部
外果部
足背
前頭部
眼窩部
口部
頤部
前頸部
外側頸部
鎖骨部
手掌
腋窩
側胸部
下肋部
上胃部
臍部
側腹部
鼠径部
臀部
恥骨部
外陰部
大腿三角
内果部
踵部

頸の部位

頤下部
胸鎖乳突筋部
顎下三角
後頸部
外側頸部
大鎖骨上窩
小鎖骨上窩
頸動脈三角
筋三角

図 3・1　人体解剖図

3・2・3　人体の主要部位　＜心臓・呼吸器＞

❶ 心　臓

　心臓は，胸腔内の正中より，やや左寄りにあり，握り拳大で250 〜 300 g 程で，筋肉（心筋）でできています．心臓には，自動性があり，いわば電気的な刺激で動くポンプのようなもので，収縮と弛緩を繰り返し，血液を循環させています．内部は，左心房，右心房，左心室，右心室の四つの部屋に分かれています．

❷ 呼　吸　器

　呼吸器は鼻などの上気道と，気管，肺などから成っています．肺は心臓の両側にあり，左の肺は心臓を収めるために，右の肺よりもやや小さくなっています．両方の肺には合わせて約3億個の肺胞があり，ガス交換を行っています．空気は鼻腔〜咽頭〜喉頭〜気管〜気管支〜細気管支を通り，肺胞管，肺胞嚢そして肺胞に到達して，毛細血管内の血液とガス交換をします．

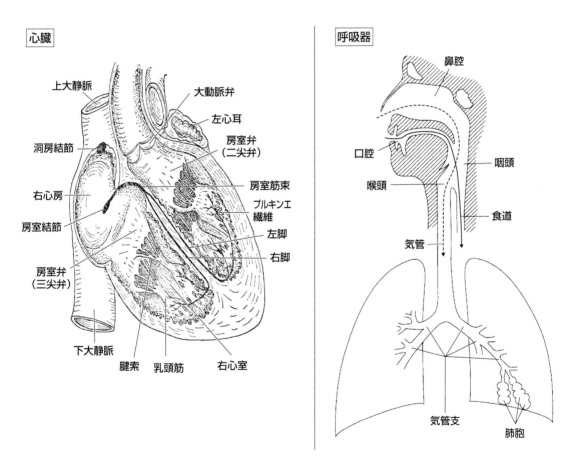

図3・2　心臓及び呼吸器の模式図

● 3・2・4　人体の主要部位　＜消化器系・内分泌系＞

❶ 消化器系

　消化管は口から肛門へ続く1本の長い管です．食物は口から入って舌下腺などの唾液腺から分泌される消化液と混ざり食道へ下り，胃を通って十二指腸へ入り，ここで肝臓と膵臓から消化液が送り込まれます．さらに，長さが6〜7mになる小腸と，1.7mほどの大腸が続き，ここから直腸，最後に肛門へと運ばれます．この間に食物は消化酵素の働きを受けて，簡単な物質に分解して吸収されます．

❷ 内分泌系

　下垂体，甲状腺，副甲状腺，松果体，膵臓，副腎，卵巣，精巣などの内分泌腺があります．これらの内分泌腺で生成されるホルモンは，身体の細胞や組織や器官の働きを促進又は抑制したり，あるいは身体の成長・発育に影響する物質です．消化腺には消化液を分泌するための管がありますが，内分泌腺にはそれがなく，分泌されたホルモンは直接血液の中に入り，身体のいろいろな組織に送られます．

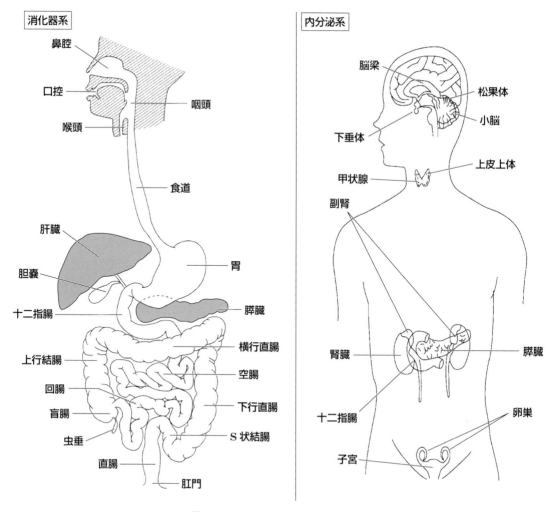

図3・3　消化器系・内分泌系模式図

● 3・2・5　人体の主要部位　＜感覚器系・神経系＞

❶ 感覚器系（視覚器・聴覚器）

　眼球は眼窩中にあり，外傷から守られています．眼球には数種類の筋がついており，焦点は自動的に結ばれ，いろいろな方向に旋回できます．また，眼は明順応・暗順応という機能も備えています．

　耳は外耳，中耳，内耳の三つの部分に大きく分けられます．空気の振動は内耳に伝わり内耳液を振動させ，その振動は神経の先端を刺激し，脳にその興奮が伝わり「音」として感じ取ります．また，耳は聴覚のほかに，三半規管により平衡感覚を司ります．

❷ 神　経　系

　神経系は，中枢神経（脳・脊髄）と末梢神経（脳，脊髄，自律神経）に分けられます．

①　中枢神経

　中枢神経系は末梢からの刺激による反射中枢として働いたり，統合する機能をもちます．また，脳は記憶，情動，意志決定などの機能をもっています．

②　末梢神経

　末梢神経系は解剖学的分類として，脳神経と脊髄神経に分けられます．

　脊髄神経は左右で31対あり，8対の頸神経，12対の胸神経，5対の腰神経，5対の仙骨神経と1対の尾骨神経から成ります．また，脳から出る神経を脳神経といい，左右12対の神経から成ります．これら神経は前方から順にⅠ～Ⅻ番まで番号が付いています．ⅠとⅡは感覚神経ですが，Ⅲ以降は感覚と運動神経の混合です．

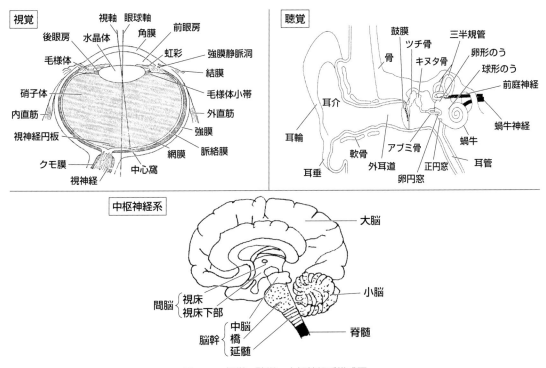

図3・4　視覚・聴覚・中枢神経系模式図

3・3
診断と治療

● 3・3・1　病気の診断

　診断とは患者から情報を収集し，得た情報を総合的に判断して病名を決定することです．情報を収集する方法として，①患者の病歴を訊く（問診），②患者の身体の状態を外部から調べる（診察），③患者の体内の状態を調べる（検査）の三つがあります．

❶ 問　診

　問診とは，患者の病気の歴史を訊くことです．診断をするためには，患者の現在の訴えだけでなく，過去の病歴や家族の病歴，生活環境などを訊くことが必要とされます．問診には充分な時間をかけ，できるだけ患者自身の言葉で記録をします．問診の際，訊く項目として以下に挙げるものがあります．

- （1）主訴：患者の訴えの中でもっとも重要と考えられるもの
- （2）現病歴：現在の状態に至った経過
- （3）家族歴：家族，特に血縁者の病歴や死因
- （4）既往歴：今回の病気以外に，患者がこれまでにかかった病気の歴史
- （5）生活史：出生から現在までの発育の環境，教育歴，職歴，結婚歴，宗教，嗜好など患者の生活環境全般

❷ 診　察

　診察とは，患者の身体的状態を客観的に把握することです．診察により得られた情報は，患者が訴える自覚症状に対し，他覚症状といいます．

（1）診察の方法

　① 視診

　　患者を目で見て観察する診察法．病変部の形，色，大きさの変化などに注意します．

　② 触診

　　患者の体に直接手を触れ，観察する診察法．腫瘍の形，大きさ，硬さ，押したときの痛み（圧痛）などが判断できます．患者になるべく苦痛を与えないように心掛けます．

　③ 聴診

　　聴診器を用いて呼吸音，心音，腸管の蠕動音を聴取する診察法．

　④ 打診

　　患者の体表を手指で叩き，その反響と振動で内部の状況を判断する診察法．反響音の主なものは清音（肺の音），鼓音（消化管の空気音），濁音（肝臓など，実質臓器の音）などです．

（2）観察のポイント

① 全身所見（身体を全体的に観察すること）

② 局所所見（頭部，胸部，腹部，四肢などの局所に注目して観察すること）

❸ 検 査

　検査とは，患者の身体内部の状況を画像や数値などを用いて客観的にとらえる方法です．各種の検査法の開発と進歩により，診察だけでは得られない詳しい情報を手に入れ，保存することができるようになりました．

（1）検体検査

① 血液検査（血球数算定，生化学検査，血清学的検査など）

② 尿検査（尿中の糖，タンパク，血液などの有無を調べる）

③ 糞便検査（寄生虫検査，便潜血反応など）

④ 髄液検査（髄液の圧，色調，タンパク，細胞成分，細菌の有無などを調べる）

⑤ 骨髄検査（骨髄中の血液成分の内容や腫瘍細胞の有無を調べる）

⑥ 喀痰検査（喀痰中の細菌や，細胞成分を調べる）

⑦ 血液ガス分析（血液中の酸素や二酸化炭素濃度を調べる）

⑧ 細菌検査（血液，尿，喀痰，膿などの中の細菌の有無や，種類を調べる）

（2）X線検査

① 単純撮影（通常のX線撮影）

② 断層撮影（一定の高さの層を輪切り又は縦切りにして撮影する方法．CTスキャンなど）

③ 透視検査（X線が身体を透過した映像を観察する方法）

④ 造影検査（造影剤を使用し，透視検査をする方法）

（3）生理機能検査（心電図，心音図，脳波，筋電図，呼吸機能検査）

（4）超音波検査（エコー検査）

（5）内視鏡検査

① 上部消化管内視鏡

② 下部消化管内視鏡

③ 気管支鏡

④ 腹腔鏡

（6）核医学検査（RI検査）

　放射性同位元素（ラジオアイソトープ）を用いて臓器の形態や機能を調べ，病気の診断に応用する検査法．

（7）病理組織学的検査

① 細胞診（細胞を採取し，正常な細胞との違いを顕微鏡で観察する検査法）

② 生検（組織の一部を採取し，正常な組織との違いを顕微鏡で観察する検査法）

（8）MRI検査

　磁気共鳴画像（Magnetic Resonance Imaging）のことで，強い磁石と電磁波を使用し，体の断面像を画像表示する検査法．

3章 医学一般

◉ 3・3・2 病気の治療

治療とは，生体に元来備わった「自然治癒力」を最大限に引き出し，病気になる前の状態にできる限り近づけることです．さまざまな手法を用い「自然治癒力」をサポートしながら，生体を治癒へと導くことです．

❶ 治療の方法

（1）原因療法

病気を起こした原因を取り除くことを目的とした治療法．感染症を起こしている病原微生物を抗生物質で殺したり，腫瘍のできた臓器を手術により摘出したりすることをいいます．

（2）対症療法

現在起こっている症状や苦痛の軽減を目的とした治療法．発熱に対する解熱剤の投与や，疼痛に対する鎮痛剤の投与がこれに相当します．対症療法では病気の原因を除去できませんが，病因が除去されるまでの間の苦痛を和らげることで，間接的に患者の回復力を増強させます．

❷ 治療の種類

（1）内科的治療法（保存的治療法）

① 安静療法

体力を温存し，回復力を増強させる治療法．

② 運動療法

安静によって低下している運動能力を，社会復帰に向け回復させる治療法．

③ 食事療法

食事内容を調節して病気の回復に役立てる治療法．

④ 精神療法

精神的ストレスが身体的症状を引き起こしている症例では，身体的症状の回復に心理的因子を考慮しなければなりません．

⑤ 薬物療法

種々の薬剤を用いて，病気を治療する方法．しかし，副作用もあるため，薬を投与するときは，その有効な効力の裏に人体に害を与える可能性があることを忘れてはなりません．

薬剤は投薬方法により以下のように分類できます．

a）内服薬

b）注射薬

c）坐薬

d）吸入薬

e）局所投与剤

（2）外科的治療法（観血的治療法）

　外科的治療法とは主として手術を中心とする治療法です．手術機器と麻酔の進歩により外科手術の適応は急速に拡大してきています．

　① 　手術の絶対適応

　　⇒出血，穿孔，臓器破裂，狭窄と閉塞など

　② 　手術の禁忌

　　手術適応はあるが，手術が生命に重大な影響を与える可能性がある場合，手術を行ってはなりません．出血傾向がある場合や，心臓，肺，腎臓，肝臓に重大な障害がある場合や，複数の転移がある悪性腫瘍がこれに相当します．

　③ 　手術の種類

　　⇒切除，摘出，切断，移植など

　④ 　麻酔法

　　⇒全身麻酔，脊椎麻酔，硬膜外麻酔，静脈麻酔，局所麻酔，ペイン・クリニック

（3）リハビリテーション療法

　リハビリテーションとは，病気やけがにより障害を負った人を，障害を負う前の状態にできる限り近づける治療法です．患者に残された能力を最大限に引き出し，身体機能だけでなく，精神面，社会面，経済面など，すべての局面にわたる自立を目標とします．リハビリテーションは以下のように分類できます．

　① 　理学療法

　② 　作業療法

　③ 　日常生活動作訓練

　④ 　社会復帰

（4）生活指導

　それぞれの健康状態に合った日常生活の過ごし方を指導する治療法．家庭での食事，運動などのほか，社会的活動の範囲（仕事や学業），精神面の安定，生活環境に至るまで，患者とその家族を含めて指導します．

（5）その他の治療法

　① 　人工臓器による治療法

　② 　臓器移植療法

　③ 　放射線療法

　④ 　輸液療法

　⑤ 　輸血療法（全血液輸血 / 成分輸血）

　⑥ 　救急療法

> 【救命処置の ABC】
> A：気道の確保（Air way）
> B：人工呼吸（Breathing）
> C：心臓マッサージ（Circulation）

3・4

主要症状

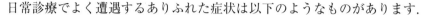

日常診療でよく遭遇するありふれた症状は以下のようなものがあります.

（1）一般的な訴え

 ① 発熱（Fever）

 ② 全身倦怠感（General Malaise）

 ③ 体重減少（Body Weight Loss）

 ④ 食欲低下・食思不振（Appetite Loss, Anorexia）

 ⑤ 肥満（Obesity）

 ⑥ 浮腫（Edema）

（2）神経・運動系の障害

 ① 意識障害（Consciousness Disturbance）

 ② 頭痛（Headache）

 ③ めまい（Vertigo, Dizziness）

 ④ 痙攣（Convulsion）

 ⑤ 運動障害（麻痺を含む）（Motor Disturbance）

 ⑥ 感覚障害（Sensory Disturbance）

 ⑦ 関節痛（Arthralgia）

（3）頭頸部の障害

 ① 視覚障害（Field Defects）

 ② 咽頭痛・嚥下痛（Sore Throat, Swallow Pain）

 ③ 嗄声（Hoarseness）

（4）胸部の障害

 ① 胸痛（Chest Pain）

 ② 呼吸困難（Dyspnea）

 ③ 咳・喀痰（Cough, Sputum）

 ④ 動悸・心悸亢進（Palpitation）

 ⑤ 胸やけ（Heartburn）

（5）腹部の障害

 ① 悪心・嘔吐（Nausea, Vomiting）

 ② 便秘・下痢（Constipation, Diarrhea）

 ③ 腹痛（Abdominal Pain）

 ④ 黄疸（Jaundice）

 ⑤ 腹部膨隆, 腹水（Abdominal Swelling, Ascites）

⑥　吐血・消化管出血（下血）（Hematemesis, Melena）

（6）皮膚の障害

①　発疹（Rash, Exanthema）

（7）血液学的異常

①　貧血（Anemia）

②　出血傾向（紫斑・点状出血）（Bleeding Tendency）（Purpura, Petechiae）

③　リンパ節腫脹（Lymph Node Swelling, Lymphoadenopathy）

3・5
標準的な疾患

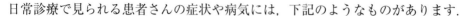

　日常診療で見られる患者さんの症状や病気には，下記のようなものがあります．

　患者さんの訴える症状や医師からの所見を鑑みて，最終的に ICD‑11（国際疾病分類）あるいは，精神疾患の場合は DSM‑5（精神障害の診断・統計マニュアル）に基づき，診断名を決定し治療，処方をします．

日常診療で見られる患者さんが訴える主な症状：

　頭痛，発熱，咳，鼻水，のどの痛み，発疹，扁桃炎，口内炎，吐き気，息切れ，腹痛，関節痛，めまい等

日常診療で治療する主な病気：

　かぜ症候群
　インフルエンザ
　肺炎
　間質性肺炎
　肺結核症
　気管支喘息
　不整脈
　心不全
　心筋梗塞
　狭心症
　心筋症
　高血圧症
　大動脈瘤
　脳梗塞
　脳出血
　クモ膜下出血
　逆流性食道炎
　慢性胃炎
　過敏性腸症候群
　消化性潰瘍
　胃食道逆流症・逆流性食道炎
　慢性肝炎

肝硬変

脂肪肝

胆石症

急性腎不全

前立腺肥大症

急性膀胱炎

糖尿病

脂質異常症

痛風・高尿酸血症

骨粗鬆症

甲状腺機能亢進症

慢性関節リウマチ

全身性エリテマトーデス

ベーチェット病

貧血

頭痛

更年期障害

不眠症・睡眠障害

うつ病

アルツハイマー病

パーキンソン病

重症筋無力症

てんかん

統合失調症

多発性硬化症

片頭痛

パニック障害

社交不安症

メニエール病

アレルギー性鼻炎

花粉症

帯状疱疹

男性型脱毛症

3章　章末学科問題

問1　次の内科・外科に関する文章の中から，正しい組合せを選びなさい．

A. 大きさは握り拳大で 250 ～ 300 g 程度で胸腔内の正中よりやや左寄りにある臓器を心臓という．

B. 高血圧とは，血圧が高い状態が持続し，次第に脳・心臓・腎臓・眼底などの障害を起こす病気のことである．

C. 神経系は中枢神経（脳，脊髄，自律神経），末梢神経は（脳，脊髄）に分けられる．

D. クッシング症候群の症状は，中心性肥満，満月様顔貌，多毛，にきび，皮膚線条，低血圧，月経異常，精神症状，骨粗鬆症などが見られる．

①　A・B　　　②　A・B・C　　　③　C・D　　　④　A・D

問2　次の内科・外科に関する文章の中から，正しい組合せを選びなさい．

A. ポリープそのものは，良性の腫瘍であって癌ではない．

B. ネフローゼ症候群の治療には，安静・保冷，食事療法，薬物療法及び基礎疾患の治療がある．

C. 椎間板ヘルニアとは，椎間板が傷んで変形し，後方へ飛び出した状態をいう．

D. 緑内障とは，眼圧の上昇，視神経乳頭の変化，視野の変化の少なくとも一つがあり，眼圧を十分下げることで改善する疾患群である．

①　A・B　　　②　B・C　　　③　A・C・D　　　④　A・D

4章

薬 学 一 般

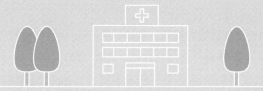

　本章では医薬品に関する公定書及び医薬品，医療機器等の品質，有効性及び安全性の確保等に関する法律が理解できることを目指します．また，薬理学としては薬物の起源，治療薬の分類，薬物の人に対する作用及び効果の表れ方，使用法等の情報を学びます．

　医薬品の投与経路は，内服，注射，外用に分類されるのが一般的です．

　内服薬は主に経口投与されて吸収されます．外用剤は消化器官以外を主な投与経路とし，注射は直接体内に注入します．経路の知識が重要であり，それによって，カルテを読めたり，その内容を診断書作成等に活かせるようになります．

4・1

医薬品に関する公定書及び医薬品医療機器等法

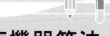

●4・1・1　医薬品に関係する公定書

❶ 薬　局　方

　国又は地域ごとに制定されているもので，多くは公定書です（アメリカ合衆国では，民間団体が作成）．日本においては，特に指定されていない限り，「日本薬局方」（略称は「日局」，「局方」）を指します．日本薬局方（Japanese Pharmacopoeia：JP），中国薬局方（中国药典 Pharmacopoeia of the People's Republic of China：PPRC），米国薬局方（United States Pharmacopoeia：USP），英国薬局方（British Pharmacopoeia：BP），ヨーロッパ薬局方（European Pharmacopoeia：EP）などがあり，国情に合わせて作成されています．

❷ 日本薬局方

　日本薬局方は，医薬品，医療機器等の品質，有効性及び安全性の確保等に関する法律第 41 条により，医薬品の性状及び品質の適正を図るため，厚生労働大臣が薬事・食品衛生審議会の意見を聴いて定めた医薬品の規格基準書です．日本薬局方の構成は通則，生薬総則，製剤総則，一般試験法及び医薬品各条からなり，収載医薬品についてはわが国で繁用されている医薬品が中心となっています．

　日本薬局方は 130 有余年の歴史があり，初版は明治 19 年 6 月に公布され，今日に至るまで医薬品の開発，試験技術の向上に伴って改訂が重ねられています．現在では，第十八改正日本薬局方が公示されています．

●4・1・2　医薬品に関係する法律

　医薬品は，生命関連性・公共性・高品質性・使用の緊急性という四つの大きな特性をもっているため，下記の通りいろいろな法律で規制されています．

① 医薬品，医療機器等の品質，有効性及び安全性の確保等に関する法律（以下「医薬品医療機器等法」という）
② 薬剤師法
③ 独立行政法人医薬品医療機器総合機構法
④ 安全な血液製剤の安定供給の確保等に関する法律
⑤ 毒物及び劇物取締法
⑥ 麻薬及び向精神薬取締法
⑦ 大麻取締法
⑧ あへん法
⑨ 覚醒剤取締法

　その中でももっとも重要な法律は，①医薬品医療機器等法です．

　医薬品医療機器等法は，医薬品・医薬部外品・化粧品及び医療機器の品質・有効性・安全性の確保を目的としている法律で，第1章第1条から第18章第91条で構成されています．

　また，医薬品・医薬部外品・化粧品・医療機器の定義や製造・販売・流通・表示の仕方・広告の仕方・薬局の開設の許可や医薬品販売業の開設の許可など，医薬品を取り扱う際にまず参照するべき基本となっています．

4章

薬学一般

医薬品医療機器等法

（昭和35年8月10日法律第145号）

（最終改正：令和4年5月20日法律第47号）

　第1章　総則（第1条・第2条）

　第2章　地方薬事審議会（第3条）

　第3章　薬局（第4条〜第11条）

　第4章　医薬品，医薬部外品及び化粧品の製造販売業及び製造業（第12条〜第23条）

　第5章　医療機器及び体外診断用医薬品の製造販売業及び製造業等

　　第1節　医療機器及び体外診断用医薬品の製造販売業及び製造業（第23条の2〜第23条の2の22）

　　第2節　登録認証機関（第23条の2の23〜第23条の19）

　第6章　再生医療等製品の製造販売業及び製造業（第23条の20〜第23条の42）

　第7章　医薬品，医療機器及び再生医療等製品の販売業等

　　第1節　医薬品の販売業（第24条〜第38条）

　　第2節　医療機器の販売業，貸与業及び修理業（第39条〜第40条の4）

　　第3節　再生医療等製品の販売業（第40条の5〜第40条の7）

　第8章　医薬品等の基準及び検定（第41条〜第43条）

　第9章　医薬品等の取扱い

　　第1節　毒薬及び劇薬の取扱い（第44条〜第48条）

　　第2節　医薬品の取扱い（第49条〜第58条）

　　第3節　医薬部外品の取扱い（第59条・第60条）

　　第4節　化粧品の取扱い（第61条・第62条）

　　第5節　医療機器の取扱い（第63条〜第65条）

　　第6節　再生医療等製品の取扱い（第65条の2〜第65条の5）

　第10章　医薬品等の広告（第66条〜第68条）

　第11章　医薬品等の安全対策（第68条の2〜第68条の15）

　第12章　生物由来製品の特例（第68条の16〜第68条の25）

　第13章　監督（第69条〜第76条の3の3）

　第14章　医薬品等行政評価・監視委員会（第76条の3の4〜第76条の3の12）

第 15 章　指定薬物の取扱い（第 76 条の 4 〜第 77 条）

第 16 章　希少疾病用医薬品，希少疾病用医療機器及び希少疾病用再生医療等製品等の指定等（第 77 条の 2 〜第 77 条の 7）

第 17 章　雑則（第 78 条〜第 83 条の 5）

第 18 章　罰則（第 83 条の 6 〜第 91 条）

附則

❶ 医薬品，医療機器等の品質，有効性及び安全性の確保等に関する法律（医薬品医療機器等法）の目的

医薬品医療機器等法の目的は，次のように規定されています（医薬品医療機器等法第 1 章第 1 条より引用）.

この法律は，医薬品，医薬部外品，化粧品，医療機器及び再生医療機器等製品（以下「医薬品等」という.）の品質，有効性及び安全性の確保並びにこれらの使用による保健衛生上の危害の発生及び拡大の防止のために必要な規制を行うとともに，指定薬物の規制に関する措置を講ずるほか，医療上特にその必要性が高い医薬品，医療機器及び再生医療等製品の研究開発の促進のために必要な措置を講ずることにより，保健衛生の向上を図ることを目的とします.

❷ 医薬品の定義

医薬品の定義は，次のように規定されています（医薬品医療機器等法第 2 条第 1 項より引用）.

①　日本薬局方に収められている物

②　人又は動物の疾病の診断，治療又は予防に使用されることが目的とされている物であって，機械器具，歯科材料，医療用品，衛生用品並びにプログラム及びこれを記録した記録媒体（以下「機械器具等」という.）でないもの（医薬部外品及び再生医療等製品を除く.）

③　人又は動物の身体の構造又は機能に影響を及ぼすことが目的とされている物であって，機械器具等でないもの（医薬部外品，化粧品及び再生医療等製品を除く.）

医薬品医療機器等法上の医薬品には，胃のエックス線造影用の硫酸バリウムや，精製水や製剤時に繁用される添加物等，社会通念から見て医薬品とは思えないものも含まれます.

また，単なる「水」や「健康食品」であっても，たとえば「癌に効く」などの効能を標榜して販売・授与をすると医薬品医療機器等法上の医薬品に該当するとみなされ，医薬品医療機器等法による規制を受けることになります.

4・2
薬物の毒性・副作用・禁忌

　薬は，病気の治療において治療効果のみ期待されます．それ以外は，望ましくないものとみなされます．例えば，抗ヒスタミン薬は，アレルギー症状をコントロールする一方で眠気を生じさせます．血圧を下げる薬は，用量を間違えれば低血圧になり転倒のリスクが生じます．

　医療従事者は，望ましくない作用を「副作用」と呼んでいます．薬の投与中に起こる望ましくない，不快な，毒性のある，または有害となる可能性がある場合は，専門用語としては，有害事象の方が適切な言い方です．薬が原因となった場合，副作用と呼び区別しています．副作用はよく起こりますが，これは特に珍しいことではありません．そのほとんどは比較的軽度で，多くは薬の使用を中止したり，投与量を変えたりすると治まります．なかには体が薬に慣れてくると徐々に消失するものもあります．入院した人の 10 〜 20％ で起こり，そのうちの約 10 〜 20％ は重度です．ここで大切なことは，重度の副作用に対応することです．

　厚生労働省では，重篤副作用疾患別対応マニュアル（医療関係者向け）と重篤副作用疾患別対応マニュアル（患者・一般の方向け）を作成し，重篤な副作用を早期発見し対応できるようにしています．

【抜粋】

・うっ血性心不全：

　早期に認められる症状：労作時の息切れ，易疲労感，発作性の夜間呼吸困難，咳嗽（せき），血痰（泡沫状・ピンク色の痰）といった息苦しさ（肺うっ血症状），および下腿浮腫，腹部膨満，食欲不振，陰嚢水腫，急激な体重増加といった全身うっ血症状が特徴的症状である．

　推定原因医薬品：β 遮断薬，抗不整脈薬，血管新生阻害薬，チロシンキナーゼ阻害薬，免疫チェックポイント阻害薬，副腎皮質ステロイド薬，ピオグリタゾン，非ステロイド性抗炎症薬等．

・薬物性肝障害：

　早期に認められる症状：自覚症状として頻度が高いのは，全身倦怠感，食欲不振である．薬物性肝障害はアレルギー性特異体質によることが多く，その場合は発熱，かゆみ，発疹などの皮膚症状が早期に出現することがある．黄疸が初発症状のこともある．しかし，何も症状が出ないこともあるので，医療者側の注意が必要で，定期的な肝機能検査（服用開始後 2 ヶ月間は 2 〜 4 週に 1 回）が勧められる．

　推定原因医薬品：ステロイド，経口避妊薬，シクロスポリン，ワルファリンカリウム，インドメタシン，クロルプロマジン塩酸塩，タモキシフェン等．

※アルコールやウィルスによると考えられる場合もある．

●4・2・1　薬物の毒性について

「薬物と毒物」は，まったく別のものと考えがちですが，それは違います．いくら医薬品といえども，使用法を間違えると毒になり，体に害を与えるようになります．

薬物は，よく効けばよいと短絡的に考え，早く治したいから，決められた量より多く服用したり，症状が改善しないまま，漫然と服用を続けたり，小児へ大人用の薬を半分にして飲ませたりするなど，こうした医薬品の不適切な使用は，症状の悪化や副作用などの有害事象を招く危険性が高くなります．

また，習慣性や依存性がある成分を含む医薬品は，薬物の乱用につながることもあります．それにより急性中毒や慢性的な臓器障害につながる恐れもあります．医薬品だからといって，必ずしも体に害を与えないというわけではありません．

●4・2・2　薬物の副作用について

薬物の作用には，目的に沿った効果を表す有用な主作用と，目的以外の効果を表す副作用があります．薬物治療においては，常に薬物が目的とする主作用のみが現れるとは限りません．

副作用（side effect）は，治療量の範囲内で起こる用量に関連した予測できる薬理学的作用であり，望まれないものです．例えば，抗生物質の副作用は下痢ですが，抗生物質は感染した病原菌だけ殺すわけではなく，腸の常在細菌も殺してしまいます．しかし，副作用も時には役に立つことがあります．例えば，抗アレルギー薬による眠気の副作用は，不眠の訴えのあるアレルギー患者には役に立つこともあります．

副作用には，薬理作用による副作用と過敏反応（アレルギー）によるものがあります．

❶ 薬理作用による副作用

薬物が生体の生理機能に影響を与えることを薬理作用といい治療上の効能効果とともになんらかの有害な作用が生じることがあります．この「有害な作用」を副作用といいます．副作用には，眠気・口渇などの軽微なものから，日常生活に支障をきたしたり，死亡に至るような重大なものまで，程度はさまざまです．

❷ 過敏反応（アレルギー）

過敏反応（アレルギー）を引き起こす原因物質をアレルゲンといい，添加物のタートラジンやカゼイン，牛乳や卵白にアレルギーをもっている人は，使用を避ける必要があります．アレルギー症状は，回数を重ねるごとにひどくなるので，注意する必要があります．

また，薬物がきっかけとなって，生体内でアレルギー反応が起こる場合があります．

- ①　Ⅰ型アレルギー：即時型（アナフィラキシー型反応）
- ②　Ⅱ型アレルギー：細胞傷害型（溶血性貧血・血小板減少症など）
- ③　Ⅲ型アレルギー：免疫複合型（全身性エリテマトーデス，糸球体腎炎など）
- ④　Ⅳ型アレルギー：遅延型（発現に 24 〜 48 時間要する．ツベルクリン反応など）

表 4・1　重大な副作用とその初期症状

病　名	初　期　症　状
悪性症候群	高熱，発汗，頻脈等自律神経症状と手足の振戦，筋強剛など．進行すると多臓器不全となる．
アナフィラキシー	特異的 IgE 抗体によって引き起こされるアレルギー症状．呼吸困難，じんま疹，眼や口周囲の腫脹，立位困難，冷汗，頻脈，血圧下降など．
横紋筋融解症	全身倦怠感，手足の脱力感，こわばり，筋痛，筋浮腫などを認め，運動障害に至る．まれに呼吸筋の障害により呼吸困難になる．
間質性肺炎	発熱，乾いた咳，息切れなど．進行すると安静時にも呼吸困難をきたす．
偽アルドステロン症	全身倦怠感，脱力感，手足のしびれ，不整脈など．
偽膜性大腸炎	下痢，血便，腹痛，発熱に加え悪心，嘔吐などを伴う．
血小板減少症	皮下出血斑，鼻出血，歯肉出血，月経出血の増加，消化管出血，採血・注射後の止血困難など．
中毒性表皮壊死症（ライエル症候群）	発熱などの全身症状とともに，皮膚の表皮が急速に障害され赤斑，水疱，びらんを生ずる．重症のやけどに類似している．
皮膚粘膜眼症候群（スティーブンス・ジョンソン症候群）	発熱，食欲不振，全身倦怠感などの感染症様の症状に続き口唇，口腔内などの粘膜疹を生じる．
溶血性貧血	全身倦怠感，頭重感，浮腫，動悸，息切れなど．
全身性エリテマトーデス	全身倦怠感，発熱，関節炎，顔面の蝶形紅斑が認められる．
糸球体腎炎	糸球体がなんらかのダメージを受け炎症を起こす．血液のろ過が上手くできなくなり血液中に老廃物がたまる．

●4・2・3　薬物の禁忌について

　医薬品には，「禁忌」があり，医薬品の添付文書等に【禁忌（次の患者には投与しないこと）】のように記載されています．患者の症状，原疾患，合併症，既往歴，家族歴，体質，併用薬剤等からみて投与すべきでない患者がその理由とともに記載されています．

　医薬品の相互作用によって，併用しないこととされている「併用禁忌」については，相互作用の項目に記載され，禁忌の項目には参照先が記載されています．

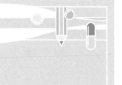

4・3
薬物療法

●4・3・1　薬物療法とは

　医学的に行われる治療において，薬物を患者に投与する治療の総称をいいます．これは，薬物を患者に投与することで，病気の治癒又は患者の QOL（Quality of Life）の改善を目指す治療です．

　また，主に癌に対して行う薬物治療を特に化学療法と呼びます．

●4・3・2　薬理作用

❶ 直接作用と間接作用

　目的の治療効果が最初に発現したものを直接作用（一次的作用）といい，その結果として発現する作用を間接作用（二次的作用）といいます．また，作用の持続時間が短い作用を一過性作用といい，徐々に発現し持続時間の長い作用を持続作用といいます．

❷ 局所作用と全身作用

　薬物が適用された部位に限局して発現する作用を局所作用といい，薬物が適用部位から血液中に吸収され，全身に分布し作用するものを全身作用（吸収作用）といいます．

❸ 主作用と副作用，有害作用

　治療の目的に沿った期待通りの薬理作用を主作用といい，患者にとって不要な薬理作用を副作用といいます．有害作用は，病気の予防，診断，治療のために投与された医薬品により引き起こされる有害で意図しない作用のことをいいます．

❹ 興奮作用と抑制作用

　臓器や細胞機能を亢進させるような薬理作用を興奮作用といい，低下させるような作用を抑制作用といいます．

❺ 協力作用と拮抗作用

　2種類以上の薬物を併用した際，それぞれ独自の作用よりも強くなる場合を協力作用といいます．

　協力作用には，お互いの作用が足し算となるものを相加作用，掛け算のように強力に現れる場合を相乗作用といいます．また，薬物を併用したとき，薬理作用が減弱したり打ち消したりしてしまう場合を拮抗作用といいます．

●4・3・3　薬理作用に影響する因子

❶ 年　齢

　小児や高齢者は，一般成人よりも薬物に対して感受性が高いです．特に小児は少量で強い作

用が現れるため，小児の薬用量を計算するためのいくつかの換算式や算出表があります．

例）アウグスベルガーの式

小児薬用量＝成人量×(4×年齢＋20)/100

高齢者は，全身の臓器が機能低下していたり，予備能の減退が著しかったりするため，投与された薬物が蓄積しやすかったり有害作用が発現しやすかったりします．

❷ 性　別

女性は男性に比べて感受性が高く，薬理作用が強く出る場合が多いです．また，妊婦の治療は，妊娠により変化している母体に対する影響だけでなく，胎盤を通しての胎児に対する影響にも十分な注意が必要になります．

❸ 体　重

太っている人ややせている人では極端な体重差が生じる場合があり，一般成人の投与量では同様の効果が期待できないことがあります．

❹ 体　質

正常な人にはまったく反応しない薬物に対し，異常に反応してしまう体質を特異体質といいます．

なかでも，薬物アレルギーなどは，時に致命的となることもあり，使用には厳重な管理が必要となります．

❺ プラセボ（プラシーボ）効果

薬物の効果が患者の心理状態に影響されることがあります．薬理作用のない物質（乳糖，でんぷんなど）を本当の薬のように患者に投与すると，その効果が発現することがあります．心理的因子の関与する頭痛や不眠症の患者に投与することがあります．

❻ 病 的 状 態

肝機能や腎機能が低下している患者の場合，薬物の代謝が遅くなったり排泄が遅れたりするため，体内に薬物が蓄積しやすく，中毒症状や副作用が起こりやすくなります．

❼ 薬 物 耐 性

薬物を繰り返し投与すると，同量では効果が得られずに用量を増やさなければならなくなります．

この状態を耐性といい，麻薬性鎮痛剤やアルコールなどが耐性を獲得しやすいです．

4・3・4　薬物の適用法

❶ 経口投与（内服，per os：p.o.）

もっとも広く用いられる投与方法です．薬の剤形には散剤（粉），錠剤，カプセル，液剤などがあります．しかし，吸収に時間がかかり効果が発現するのが遅いため，緊急時には用いません．また，嘔吐や嚥下障害がある場合，消化管から吸収されない薬物，肝臓で分解されてしまうような薬物は不適当です．

❷ 注射（injection）

① 静脈内注射（intravenous injection：i.v.）

直接血管内に薬物を投与するため，作用がもっとも早く現れますが，副作用も急速に強く現れます．

緊急時に有効な投与方法です．

※点滴静脈内注射は，大量の薬液の投与（輸液など），持続的投与，注射量の速度調節が可能です．

② 筋肉内注射（intramuscular injection：i.m.）

筋肉内には皮下組織に比べて血管が多いため，薬物は比較的速やかに吸収されます．

③ 皮下注射（subcutaneous injection：s.c.）

皮下組織に投与する方法です．皮下に投与された薬物は拡散により毛細血管から吸収されて全身に作用しますが，若干の時間がかかります．

❸ 粘 膜 適 用

① 直腸内適用

直腸粘膜から血中に吸収されます．嘔吐時，意識障害などがある時に服用する．特に乳幼児や高齢者に多く用います．また，痔疾など局所作用を期待し用います．

② 口腔内適用

トローチは口腔粘膜から，狭心症に用いるニトログリセリンは舌下粘膜から吸収されます．

❹ 皮膚適用（外用）

局所作用

軟膏，クリーム，ローション，パップ（貼付剤）など．

皮膚を通過して血中に有効成分を取り込みます．狭心症や気管支喘息などの治療薬があります．

❺ 吸 入 適 用

鼻，気管支粘膜，肺胞上皮細胞から速やかに吸収されます．気管支喘息の治療薬のように局所的に作用するものと，吸入麻酔や酸素吸入のように全身に作用するものがあります．

4・4
薬の名称及び種類・分類

❶ 末梢神経系作用薬

（1）自律神経作用薬

① 交感神経刺激薬（興奮剤）

アドレナリン作動性神経の刺激時と類似した効果を示す薬物です．急性低血圧やショック時の血圧維持，気管支喘息発作時に用いられます．

② 交感神経遮断剤（抑制剤）

アドレナリン受容体に結合し，アドレナリン，ノルアドレナリンあるいはアドレナリン作動薬物の作用を特異的に遮断する薬物です．高血圧，狭心症，不整脈の治療に用います．

③ 副交感神経刺激薬（興奮剤）

副交感神経が興奮すると，アセチルコリン（化学伝達物質）がコリン受容体に結合します．このコリン受容体を刺激する薬物（コリン作動薬）と，アセチルコリンを分解するコリンエステラーゼを阻害する薬物があります．コリン作動薬は，手術後の腸管麻痺や腹部麻痺，排泄麻痺，重症筋無力症などの治療に用いられます．

④ 副交感神経遮断剤（抑制剤）

アセチルコリンの作用を遮断することで，副交感神経の機能を抑制します．抗コリン作動薬ともいいます．

※消化管・尿管・胆管の痙攣，胃・十二指腸潰瘍，麻酔前投薬，散瞳薬，パーキンソニズム，有機リン中毒の治療に用います．

（2）筋弛緩薬

運動神経の終末の神経筋接合部に作用して，骨格筋の弛緩を起こす薬物です．

※全身麻酔による手術時に用います．

（3）局所麻酔薬

局所の神経に作用して知覚（特に痛覚）を麻痺させます．局所麻酔薬には，表面麻酔，湿潤麻酔，伝達麻酔，脊椎麻酔，硬膜外麻酔があります．

❷ 中枢神経系作用薬

（1）全身麻酔薬

中枢神経全般に抑制的に作用し，知覚，意識消失をきたし筋弛緩を引き起こす薬物で，無痛的に手術を行うために用います．

① 吸入麻酔　　　　② 静脈麻酔

（2）催眠鎮静剤

正常に近い催眠の導入を助け，不穏状態を解消します．睡眠薬，トランキライザーと称

されます.

① ベンゾジアゼピン系誘導体 　　　 ② バルビツール酸系誘導体

(3) 麻薬性鎮痛薬

脳, 脊髄, 末梢臓器に存在する受容体を刺激して, 鎮痛作用の他に種々の薬理作用を示します.

(4) 抗てんかん薬

抗てんかん薬の多くは, 抑制性神経伝達物質の作用を増強して神経細胞の興奮性を低下させます.

薬物により有効なてんかんの種類が異なります. てんかんには, 特発性てんかん（原因不明）と症候性てんかん（脳の器質的障害）があります.

(5) パーキンソン病治療薬

パーキンソン病は, 主として中脳の黒質と呼ばれる部分や, 大脳黒質線状体の神経伝達物質であるドーパミンの不足又は欠乏により筋協調性障害をきたします. 症状の 3 徴候として運動緩慢, 静止時振戦, 筋強剛を示します. 治療には, ドーパミン作用薬, 中枢性抗コリン薬が用いられます.

(6) 向精神薬

向精神薬は精神機能に作用して, 各種の精神疾患の治療に用いられます. 抗精神病薬, 抗うつ薬, 抗不安薬, 睡眠薬等があります.

❸ 消化器系作用薬

(1) 消化性潰瘍（胃・十二指腸潰瘍）治療薬

胃・十二指腸潰瘍は, 粘膜攻撃因子（胃酸など）の分泌と粘膜を保護している防御因子（粘膜）のバランスが破綻して, 胃酸などによる自己消化で起こるといわれます. 破綻原因には, ストレス, アルコールや喫煙による胃粘膜障害, 迷走神経刺激などがあります. また, 難治性・再発性潰瘍では, ヘリコバクター・ピロリ菌に感染していることがあります.

① 制酸薬

② ヒスタミン H_2 受容体遮断薬（H_2 ブロッカー）

③ 抗コリン薬

④ プロトンポンプ阻害薬

⑤ 粘膜保護薬, 組織修復促進薬（防御因子増強薬）

⑥ その他（抗ペプシン薬, 抗ガストリン薬, 抗ドーパミン薬, 抗不安薬など）

(2) 健胃消化薬

消化管運動を亢進し, 消化機能を促進することで各種消化器症状を改善します. 消化酵素そのものを投与します.

(3) 催吐薬, 制吐薬

① 催吐薬

末梢性催吐薬は, 直接胃粘膜を刺激して嘔吐を誘発し, 中枢性催吐薬延髄にある嘔吐中枢を興奮させて嘔吐を誘発します.

②　制吐薬

　　中枢性の制吐作用は嘔吐中枢の興奮を抑制し，末梢性の制吐作用は迷走神経の受容体を遮断することにより嘔吐を抑制します．

(4) 催下薬，制瀉薬

◆**4 循環器系作用薬**

(1) 心不全治療薬

①　ジギタリス製剤（強心利尿剤）

　　直接的に心筋細胞の収縮力を増強することで，強心作用を発現します．また，この作用により全身の循環機能が改善され，腎血流を増加させるので尿生成が促進，二次的に利尿作用も発現するので浮腫も解消します．過剰投与によりジギタリス中毒を起こします．

②　交感神経刺激薬

　　心臓の交感神経の受容体に交感神経伝達物質を投与し，心筋の収縮力を増大します．ただし，長期の使用は心不全を悪化させるので禁忌です．

③　アンジオテンシン変換酵素阻害薬（ACE 阻害薬）

　　抵抗血管（末梢の動静脈）を拡張させることで心拍出量を増加させます．

(2) 狭心症治療薬

①　硝酸化合物

　　発作時に冠状動脈の比較的太い血管を拡張することで，冠血流を増加させます．

②　カルシウム拮抗薬

　　心筋収縮に必要なカルシウムイオンの細胞内への流入を防ぎ，収縮力を抑制します．

(3) 不整脈治療薬

　　抗不整脈薬は，クラスⅠ～Ⅳ群の薬に分類され，病態により選択されます．

(4) 高血圧治療薬

①　降圧利尿薬

　　利尿効果に基づく血漿量の低下やナトリウムの排泄が降圧作用機序とされます．サイアザイド系利尿薬，ループ利尿薬，カリウム保持性利尿薬を用います．

②　交感神経抑制剤

　・α 遮断剤

　　血管の交感神経 α 受容体へのアドレナリンやノルアドレナリンの結合を遮断することで末梢血管を拡張させ血圧を低下させます．

　・β 遮断剤

　　心臓の交感神経 β 受容体へのアドレナリンやノルアドレナリンの結合を遮断し，心臓の心拍数，心拍出量を減少させて血圧を低下させます．

③　カルシウム拮抗薬

　　血管平滑筋へのカルシウムの流入を阻止することで，血管を拡張し血圧を低下させます．

④　アンジオテンシン変換酵素阻害薬（ACE 阻害薬）

血管収縮作用のあるアンジオテンシンⅡの合成を阻害することで，血管を拡張して血圧を低下させます．

⑤　アンジオテンシンⅡ受容体阻害薬（ARB）

アンジオテンシンⅡが作用する受容体（特に AT，受容体）を直接的に阻害して昇圧系を抑制して血圧を低下させます．

❺ 代謝系疾患作用薬

（1）脂質異常症

①　コレステロール合成阻害薬

肝臓でのコレステロール合成を阻害することで，血中のコレステロールを低下させます．

②　フィブラート系薬剤

中性脂肪が高い高脂血症に用います．

③　不飽和脂肪酸類

ある種の脂肪酸は血清脂質を低下させる作用があります．

（2）糖尿病

①　インスリン療法

IDDM（1 型糖尿病）患者において，唯一の治療法となります．インスリンは消化管で分解されてしまうので内服できません．そのため，皮下注射の適応になり，在宅インスリン注射療法で血糖のコントロールをしている患者も多くいます．

②　経口血糖降下薬

膵臓に残存しているインスリンの分泌機能を亢進させて，血中インスリン濃度を増加することで血糖値を低下させます．

（3）痛風

①　尿酸排泄促進薬

尿酸の腎臓での排泄を促進し，血中の尿酸を低下させます．

②　尿酸合成阻害薬

尿酸産生を抑制します．

③　痛風発作治療薬

コルヒチンは痛風のみに有効です．

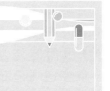

4·5 薬物の剤形

●4·5·1　錠剤（内服）

❶ 特　徴

錠剤は医薬品の剤形として広く用いられています．また，固形製剤であるため，医薬品が飛び散らずに服用できる点が主な特徴です．しかし，固形製剤は一定の大きさを有するため，高齢者や乳幼児などの場合は飲み込みにくいことがあります．

❷ 服 用 方 法

水又はぬるま湯とともに飲み込むとよいとされます．水が少なかったり，水なしで服用すると，錠剤が喉や食道に張り付くことがあり，薬効が現れないだけでなく，粘膜を傷つける恐れがあります．

❸ 注 意 事 項

錠剤は，胃や腸などで崩壊し，有効成分が溶け出して薬効をもたらす剤形であり，口の中で噛み砕いて服用することは適切ではありません．

●4·5·2　錠剤（口腔内）

❶ 特　徴

錠剤の中には，口腔内で医薬品を溶かして用いるものもあります．口中における使用法により，口腔内崩壊錠，チュアブル錠，トローチ錠などに分類されます．

❷ 服 用 方 法

（1）口腔内崩壊錠

口の中で唾液により比較的速やかに溶けるため，水なしで服用でき，固形物を飲み込むことが困難な高齢者や乳幼児も，口の中で溶かした後に唾液と一緒に飲み込むことができます．

（2）チュアブル錠

口の中で舐めたり噛み砕いたりして服用する剤形です．水なしで服用できます．

（3）トローチ・ドロップ

薬効を期待する部位が口の中や喉に対するものである場合が多く，飲み込まずに口の中で医薬品を舐めて徐々に溶かして使用します．

●4·5·3　散剤，顆粒剤

❶ 特　徴

錠剤のように大きく固形状に固めず，粉末状としたものを散剤，粒状としたものを顆粒剤と

いいます. 錠剤を飲むのが困難な人には錠剤よりも服用しやすいですが, 口の中で分散し歯の間に挟まったり, 苦味や渋味を舌に感じる場合もあります.

❷ 服 用 方 法

散剤などを服用する時は, 口の中で飛散を防ぐために, 医薬品を口中に入れる前に少量の水を口に含んだ上で服用したり, 何回かに分けて少しずつ飲むなどの工夫をした方がよいとされます.

❸ 注 意 事 項

顆粒剤は粒の表面がコーティングされているため, 噛み砕かず水などで喉に流し込む必要があります.

● 4・5・4　内用液剤, シロップ剤

❶ 特 徴

内用液剤は, 液状のうち, 内服薬に用いる場合の剤形です. 固形製剤よりも飲み込みやすく, また, あらかじめ, 薬効成分が液中に溶けたり, 分散したりしているため, 服用後は比較的速やかに消化管から吸収される点が特徴です.

❷ 服用方法, 注意事項

循環血液中において成分濃度が上昇しやすいため, 習慣性・依存性がある成分などが配合されている製品では, 本来の目的以外の意図で服用する不適正な使用がなされることがあります.

内用液剤では, 苦味やにおいが強く感じられる場合があり, 小児等に用いられる医薬品の場合, 白糖などの糖類を混ぜたシロップ剤とする場合が多くあります.

● 4・5・5　カプセル剤

❶ 特 徴

カプセル剤は, カプセル内に散剤や顆粒剤, 液剤などを充填した剤形であり, 内服用の医薬品として広く用いられます.

❷ 注 意 事 項

固形製剤であり, その特徴は錠剤とほぼ同じですが, カプセルの原材料として広く用いられているゼラチンはブタなどの蛋白質であり, アレルギーをもつ人は使用を避けるなどの注意が必要です.

● 4・5・6　外用局所に適用する剤形

❶ 軟膏剤・クリーム剤

（1）特 徴

性質の違いにより, 軟膏剤とクリーム剤に大別されます. 有効成分が適用部位に止まりやすいことが特徴です.

(2) 適用方法

　一般的に，適用した部位の状態に合わせ，適用部位を水から遮断する場合などには軟膏剤を用い，水で洗い流しやすくする場合などではクリーム剤を用いることが多いとされています．

❷ 液剤（外用）

(1) 特　徴

　液状の剤形のうち，外用として局所に用いるものです．

(2) 適用方法・注意事項

　軟膏剤やクリーム剤に比べて，適用した表面が乾きやすい特徴がある一方，適用した部位に直接的な刺激感等を与える場合があります．

❸ 貼　付　剤

(1) 特　徴

　皮膚に粘着させて用いる剤形です．

(2) 適用方法・注意事項

　適用した部位に有効成分が一定期間とどまるため，薬効の持続が期待できる反面，適用部位においてかぶれなどが起こる場合もあります．

❹ 噴　霧　剤

(1) 特　徴

　有効成分（薬液）を霧状にするなどして局所に吹き付ける剤形です．

(2) 適用方法

　手指などでは塗りにくい部位に用いる場合に適しています．また，比較的広範囲な部位に適用する場合にも用いられます．

125

4章　章末学科問題

問　次の医薬品医療機器等法，薬物の毒性，副作用に関する文章の中から，正しい組合せを選びなさい．

A. 薬局方は，国又は，地域ごとに制定されているもので多くは公定書である．

B. 日本薬局方は医薬品医療機器等法第41条により，医薬品の性状及び品質の適正を図るための規格基準書である．

C. 薬物の作用で，目的に沿った効果を表す副作用と，目的以外の効果を表す主作用がある．

D. 麻薬の処方は麻薬処方せんに記入しなければならず，一般処方せんの記載事項のほかに，患者の住所，麻薬施用者免許番号の記載が必要になる．

① A・B　　② B・C　　③ C・D　　④ A・D

5章

医療と診療録

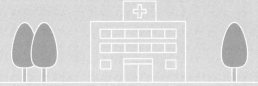

　一般的に，診療記録は医師が患者の診療内容や病状経過等を記載した文書を指すものと定義します．診療録と関連法規，記載の原則等，文書作成のすべてはカルテ（診療録）を基準として作成されます．

　現在では手書きの診療録は少なく，レセコン，電子カルテが主となっています．特に，電子カルテの記載方法はSOAP（患者の主訴，検査結果，医師の診断，計画方針）等の問題志向型の基本構造理解が必要となります．

　電子カルテの操作方法も理解して，医療機関のネットワーク化に対応できる学習が必須となります．

5・1

診療録の定義と関連法規

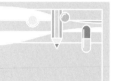

● 5・1・1　診療録の定義

　診療録は法律上の名称であり，狭義の意味では，医師法に定める医師が患者の診療内容・経過等を記載する文書を指します．また，広義の意味においては，医療法施行規則第 20 条に示されるように診療に関する諸記録を含むものとされます．

● 5・1・2　診療録と関連法規

　診療録については，医師法及び医師法施行規則において次のように規定されます．

医師法第 24 条（診療録の記載及び保存）

　医師は，診療をしたときは，遅滞なく診療に関する事項を診療録に記載しなければなりません．

　2.　前項の診療録であり，病院又は診療所に勤務する医師のした診療に関するものは，その病院又は診療所の管理者において，その他の診療に関するものは，その医師において，5年間これを保存しなければなりません．

医師法施行規則第 23 条（診療録の記載事項）

　診療録の記載事項は，下記の通りです．

①　診療を受けた者の住所，氏名，性別及び年齢

②　病名及び主要症状

③　治療方法（処方及び処置）

④　診療の年月日

保険医療機関及び保険医療養担当規則（診療録の整備，診療録の記載）

第 8 条

　保険医療機関は，第 22 条の規定による診療録に療養の給付の担当に関し，必要な事項を記載し，これを他の診療録と区別して整備しなければなりません．

第 22 条

　保険医は，患者の診療を行った場合，遅滞なく，様式第 1 号に又はこれに準ずる様式の診療録に，当該診療に関し必要な事項を記載しなければなりません．

5・2
診療録記載の法的根拠

● 5・2・1　はじめに

　近年，医療事故及び医療訴訟に関する報道が頻繁になり，診療録は医療訴訟におけるきわめて重要な証拠資料となるほかに，公衆衛生上の参考資料として，その特性を発揮し，医師・患者間の共同の治療作業の構築と医療進歩に貢献するものとして注目が集まっています.

　そのため，判読が容易で，行った医療行為の内容が正確に示された診療記録を作成することは，医療事故の防止にとっても，発生した有害事象を真に解決し紛争や訴訟を回避するためにも重要であるといえます.

● 5・2・2　診療録の法的根拠

　診療録の記載義務については医師法第 24 条において，「医師は，診療をしたときは，遅滞なく診療に関する事項を診療録に記載しなければならない.」と定められています.

　では，「診療に関する事項」とは何を示しているのでしょうか. この点については，医師法施行規則第 23 条において定められており，次の事項を記載するものとしています.

①　住所・氏名・性別・年齢
②　病名・主要症状
③　治療方法（処方・処置）
④　診療の年月日

　しかし，実際の医療現場では上記の記載事項だけでは十分な診療録とはなりません. 治療方針や生活全般の指導等についても記載しなければなりません.

　加えて，医療事故問題との関連で法的視点から診療記録の重要な記載事項・方法を示すとすれば，患者に発生した有害事象の具体的な内容及びその発生につき，予見可能性，結果回避可能性の有無，結果回避可能性がある場合には実際になされた回避処置の内容を示すことが必要になります. 具体的には，次のような点に留意して記載することが望ましいとされます.

①　医療事故に関する事実を必ず記載する.
②　患者や家族への説明や，やり取りを必ず記載する.
③　正確で誤解のない表現を用い，根拠のない断定的な表現はしない.
④　患者の診療に直接関係のない病院業務に関わることは記載しない.
⑤　反省文，他者への批判等は記載しない.

● 5・2・3　記載のない事項に対する法的評価

　医療行為はなされていたが，診療録に記載されていなかった場合は，一般的に，診療録に記

載がなければ，その医療行為がなされていなかった，と推定されるものといえます．このことは，裁判においても言及されており，「カルテの作成，保存を義務付けたのは，医師の診療行為の適正を確保するとともに，患者との関係で後日医師の診療をめぐって生起するかもしれない問題の法的紛争についての重要な資料となるものであり，カルテに記載がないことはかえって診察をしなかったことを推定せしめる（岐阜地裁昭和 49 年 3 月 25 日判決，判例時報 738 号39 頁）」と判事しています．

　したがって，患者に異常がない場合や，病態の変化がない場合には，変化がない旨を記載するのが望ましいとされます．

5・3
電子カルテシステム（オーダリングシステム）

● 5・3・1　電子カルテシステムとオーダリングシステム

　電子カルテを実現する情報システムを電子カルテシステムといいますが，類似の概念として，オーダリングシステムというものがあります．過去に患者に処方した薬剤や検査の情報がストックされており，画面上で検索することができる点等は類似しています．しかし，意味合いは大きく異なります．電子カルテの場合は「患者に対して行った医療行為」を記録するものであるのに対し，オーダリングは「指示を出すために医療記録を保持している」に過ぎません．

　例えば，オーダリングシステムの場合，データを修正するとき，普通に修正するだけでよいのに対し，電子カルテでは「誤りも記録のうち」なため，医師本人であっても，過去のデータを消すことは許されません．修正を行った場合，「修正した」という記録を残し，また修正前の情報もすべて残す必要があります．

　また，手書きのカルテでは医師の記名・押印等，誰が記載したのかを判別する手だてがありますが，コンピュータ上ではそうはいかないため，医師の認証も厳密に行う必要があります．

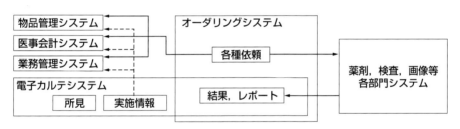

図5・1　病院情報システム

● 5・3・2　電子カルテシステムとは

　電子カルテシステムは，簡単に言うと「紙のカルテに書いていたことをPCに入力できる」ようにするシステムです．医師法に基づいて「診療の記録」が義務づけられており，その他にも，主訴や現病歴，既往歴などの情報も記録し，これらを電子情報化，データベースに記録することで，診療情報を一括して保存・管理する仕組みになっています．

● 5・3・3　オーダリングシステムとは

　オーダリングシステムは，これまで職員が手書きで行っていた処方箋，検査，伝票等を直接コンピュータに入力することにより，それ以降の業務の省力化・簡素化を行うためのシステムをいいます．

● 5・3・4　オーダリングシステムの導入により期待される効果

❶ 患者の待ち時間の短縮

　医師による指示を，回線を介して直接検査機器や処方箋発行機等に送ることにより，これまで人手が介在するためにかかっていた時間を短縮します．さらに，医事会計システムと連動することにより，会計での待ち時間も短縮することができます．

❷ 省 力 化

　医師が指示した際に，その指示は該当の部署に届ける必要があり，これまでは職員若しくは患者が運んでいましたが，オーダリングシステムの導入によりその必要がなくなります．伝票等の運搬がなくなることで，患者に対するケアやサービスを充足させることができます．

❸ 事故の未然防止

　検査や放射線システム等との連動により転記ミスをなくすことができます．それに伴って，転記ミスを防止するために行っていたチェックに要した時間も減らすことができます．

❹ 過去の医療情報との連動

　診察室のコンピュータを用いて，過去の検査結果や投薬内容等を検索，表示して比較検討を行うことができます．また，検査結果をグラフにする等病状の変化を視覚的にわかりやすくすることで，インフォームドコンセントのツールとして利用できます．

● 5・3・5　電子カルテシステムとオーダリングシステムの導入により期待される効果

❶ ペーパーレスな診療体制

　診療には，診療録（カルテ），伝票，エックス線フィルム等，紙の媒体が非常に多く使用されていますが，これを電子化することにより，ペーパーレスな診療体制をつくることができます．
　これは，診療の効率化にとどまらず，保存スペースの削減にもなります．

❷ 診療情報の多目的な利用を容易化

　電子カルテには，診療情報のすべてが詰め込まれています．したがって，診療報酬明細書，紹介状，各種証明書や審査書類等を容易につくることができます．また，必要があれば，電子的に送付することも可能です．

❸ 診療情報データベース

　診療情報を蓄積し，データベース化することにより，病院管理，経営分析，臨床医学研究等に役立てることができます．

❹ 診 療 支 援

　診療支援情報を診療の場に直接提供することができます．例えば，薬剤の添付文書や診療ガイドライン等を画面上に表示したり，医師の入力や患者情報を組み合わせさまざまな警告を画面上に表示することもできます．

❺ 医療機関ネットワークの形成

　電子カルテを複数の医療機関で共通利用することにより診療ネットワークを形成し，病院と診療所等異なる医療施設間で同一の患者の情報を利用できます．

● 5・3・6　電子カルテシステムを用いた外来診療フロー

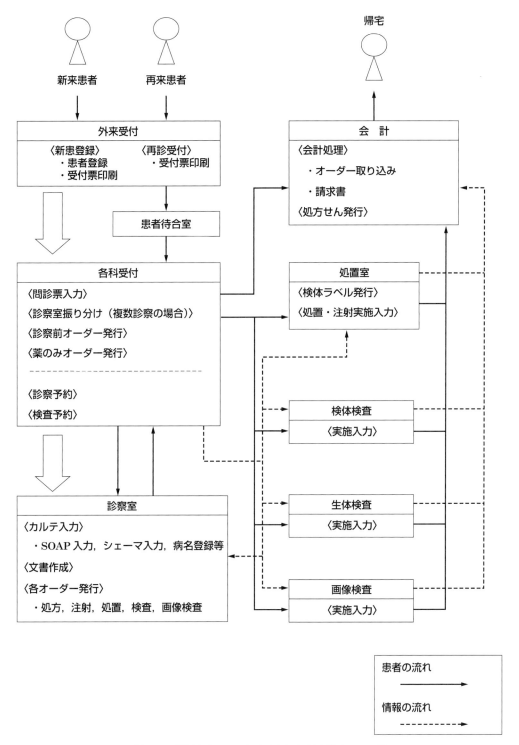

図 5・2　電子カルテシステムを用いた外来診療フロー図

5・4
記載の原則

● 5・4・1　診　療　録

　診療録は，自分だけのメモではありません．患者の重要な治療記録であり貴重な財産です．そのため，医師は，診療を行うたびに要点を把握して正確に記載しなければなりません．診療の重要な記録は医師の重要な責務です．診療録は同僚の医師，看護師，薬剤師，検査技師等多くの人たちが読む公文書です．記載に不備があれば，患者の不利益になるだけではなく，不正な診療報酬請求とみなされる恐れや，医療事故訴訟の際には適切な治療を行っていたとしても説得力を欠き証拠として通用しないおそれがあります．

● 5・4・2　記載の原則

① 忙しい診療の中でも，必ず当日に正確に記載する．
② 第三者が見てもわかる文字で記載する．
③ カルテの記載は，黒か青色のボールペン（又は万年筆）で行う．鉛筆等消える筆記具は認められない．
④ 記載内容を訂正する場合は，二本線で訂正する．修正液や消しゴム等は認められない．
⑤ ゴム印の使用は認められている（図示などの為の）．
⑥ 日付は正確に記載する．

● 5・4・3　文書料の取扱い（費用について）

　医療機関で取り扱う文書にはさまざまなものがあります．各医療機関独自の所定の用紙をはじめ，交通事故・生命保険関連の文書等あまりに多岐にわたるため，実際に患者から費用をもらってよいのか迷うことがあります．患者から保険給付を受けるために必要な証明書・意見書の交付を求められたときには，無料で交付しなければなりません（医師法第 19 条第 2 項及び療養担当規則第 6 条）．
　ただし，一部の証明書・意見書は文書料を徴収することができます．
　また，文書料の取扱いには四つのパターンがあります．
① 無料交付（患者が保険給付（一部除く））を受けるために必要なもの
② 有料交付　・無料交付以外の有料交付として差し支えないもの
　　　　　　・自由診療に係るもの
③ 保険請求（診療点数での算定）になるもの
④ 医師会において無料で協力通知が出されるもの（学校伝染病に係る登校許可書等）

❶ 無料で交付するもの（本人・家族の医療費給付を受けるための文書等）

① 高額療養費支給申請書

② 移送費支給申請書

③ 埋葬料請求書

④ 医療等の状況（日本体育・学校センター）

⑤ 生活保護に必要な証明書・意見書

※就職時に健康診断書等で福祉事務所が必要と認めた者は福祉事務所宛に請求.

❷ 有料で交付するもの（患者の求めに応じて医療機関が発行する文書等）

（1）保険扱いとなるもの

① 傷病手当金意見書

② 感染症（結核）申請書・診断書

③ 療養費同意書（柔道整復以外に限る）

④ 訪問看護指示書（特別指示書）

⑤ 診療情報提供書

⑥ 薬剤情報提供書

⑦ 在宅患者訪問点滴注射指示書

（2）保険扱いとならないもの

① 介護保険施設サービス利用前の健康診断書

② 出産手当金支給申請書

③ 出産育児一時金支給申請書

④ 配偶者出産育児一時金支給申請書

⑤ 出生証明書

⑥ 診断書（医療機関所定様式）

⑦ 入院証明書

⑧ 死亡診断書

⑨ 小児慢性特定疾患医療申請のための意見書

⑩ 自立支援医療証（育成医療・更生医療）交付申請のための意見書

⑪ 自立支援医療（精神通院）の公費負担申請手続きの診断書

　（生保の場合, 福祉事務所に請求）

⑫ 原爆被爆者対策による健康管理手当申請診断書

⑬ 特定疾患治療研究事業の公費負担申請の臨床調査個人票, 意見書, 診断書

⑭ その他公費等の診断書

● 5・4・4　確認ポイント

❶ 傷病手当金意見書（傷病手当金意見書交付料 1 回につき 100 点）

　会社を休んだ日（公休, 有給含む）が連続して 3 日間あるうえで, 4 日目以降から支給されます. 支給期間は支給開始後 1 年 6 ヶ月（傷病手当金対象外→①労災　②任意継続被保険者）

です.

❷ **はり，きゅう，マッサージの施術に係る同意書**（療養費同意書交付料 1 回につき 100 点）

　初療施術を受けた場合，必ず「医師の同意書」が必要です．医師の同意書があることを 3 ヶ月ごとに証明する必要があります.

❸ **生活保護意見書**（意見書料無料）

　国民健康保険加入者はいったん国保から脱退し，保護は廃止になった段階で生保の医療扶助として再度加入の手続きを取ることになります.

　社会保険加入者は，社会保険で支払われる分を除いた部分（窓口支払分）に医療扶助が適用となります（例：窓口負担 3 割の場合→社会保険 7 割＋生保 3 割（医療扶助）).

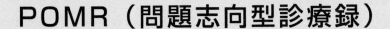

5・5
POMR（問題志向型診療録）

　医師による診療録の記載は，診療における自身の思考過程に沿うべきものです．つまり，収集可能なありとあらゆるデータを分類整理した情報，さらに，注目すべき情報かどうかの判断・解釈がなされた認識への一連の流れが診療録において再現されなければなりません．このような目的に沿ったフレームワークを提供するのは，チーム医療，医療従事者の教育・研究と情報開示等に対応可能な**問題志向型診療録（POMR）**です．

　電子カルテでは，問題点ごとにその状況を記載する形式として SOAP 形式がよく取り入れられています．

表 5・1　SOAP の意味

●S　(Subjective)
　患者が直接提供する主観的情報（患者の主訴等）
●O　(Objective)
　医師が取り出す客観的情報（脈拍，検査結果等）
●A　(Assessment)
　医師の判断（病名診断等）
●P　(Plan)
　治療，経過観察，計画，方針（指示）等

● 5・5・1　POMR の基本構造

　POMR は解決すべき個々の問題別に自覚所見（Subjective：S），他覚所見（Objective：O），評価（Assessment：A），計画（Plan：P）を記載することにより，Problem Oriented System（POS）に基づき，個々の問題解決を目指すため考案された診療録です．すなわち，疑い病名の段階では問題とみなさず，常に問題が更新されることにより，正しい診断と適正な治療・教育を目指しています．

　POMR の構成は，初診時の主訴・現病歴・既往歴・家族歴・生活歴・系統別病歴と身体所見からなる基礎データ，病名に限らず問題を列挙する問題リスト，初診時の診療計画である初期計画，問題別 SOAP により診療経過を記載するプログレスノート，退院時要約からなります．POMR は，1969 年にアメリカで提唱されたカルテの記載方法の規範です．国内においても，1980 年代以降のカルテの記載方法は，POMR が一般的となり，臨床経過の SOAP 記載はほぼ定着し，問題リストと相まってチーム医療の観点からも高く評価されています．一方，この間の総括を踏まえた POMR の改良が進行しつつあります．

　医療保険請求，医療機関の管理・運営，電子カルテ化の立場から改良が進み，これらが抱える共通の課題は問題リスト内病名の標準化です．そもそも，医師の診断過程においては，症

5
章
医療と診療録

状・身体所見から鑑別診断名のリストアップ（順問題の解決），次に，それぞれの鑑別診断病名に対する特殊検査と経過観察による確定診断（逆問題の解決）が交互に行われています．このような解決における前提条件は病名の標準化です．その他にも，問題別 SOAP 記載については，SO を問題別に分類することの困難と A の内容が SO への分類・整理の作業に埋もれるという指摘があります．このことにより，SO を一括記載した後に問題別 AP の記載を推奨している団体もあります．

5・5・2　基礎データ

初診時に記載し，その後も必要に応じて更新し，診療の基礎・前提とすべき情報です．
① 患者の社会的データ：血液型
② 主訴
③ 現病歴
④ 既往歴：過去の病気・予防接種・アレルギー・輸血・月経及び妊娠・分娩歴
⑤ 家族歴：患者家族の健康状態・病気・死因等
⑥ 患者の生活像：生活状況・社会的及び家庭的環境等
⑦ 系統別病歴：器官系統別既往歴
⑧ 診察所見等
が含まれる．

5・5・3　病名の記載法

病名とは，患者の症状，検査結果，原因，経過の特徴等により付けられます．患者の状態を分類して名前をつけた用語です．つまり，患者の病態に関する情報を，病名という分類名により，部位等を形容詞の形で付け加え，端的・正確に伝えるものです．さらに，POMR では問題リストへの「疑い病名」の記載を認めていませんが，鑑別診断と保険診療上「疑い病名」を記載する必要があります．いずれにせよ，病名には診療記録の内容との整合性と転帰の記載が求められます．電子的には MEDIS-DC 版標準病名マスタを用い，臨床で慣用する病名から標準病名（ICD-10）への変換が行われています．このマスタを用いて電子レセプトコードと DPC コードへの変換も可能です．

5・5・4　初 期 計 画

問題リストに列挙された種々の問題に対し，なるべく早く診断を確定させ，適切な診療を行うため，以下の計画を立てます．
(1) 診断計画
　診断の確定，早期治療をモニターするために必要なデータ収集の計画です．鑑別診断に対し，それぞれについて診断を確定又は除外するために検査計画を立てます．
(2) 治療計画
　特別な処置，投薬による治療計画です．単に処方を記載するのではなく，具体的な処置

法，投薬計画を記載します．

（3）教育計画

　　インフォームドコンセントの内容と病気の認識とその治療について患者自らがどう治療に参加すべきかを教えます．

　初期計画は以後の診療のあり方を左右するため，慎重に行わなければなりません．特に，問題点・鑑別診断の列挙とその絞込みは医師の力量に左右されます．

● 5・5・5　プログレスノート

❶ Subjective Data（サブジェクティブ・データ）

　基本は，時間経過に沿った記述と「5W1H」を漏らさないことです．さらに，できる限り，冗長，曖昧な表現は避けるべきです．例えば，症状において，「どのような症状が，いつから・いつまで，何を契機に，どの部位に出現し，どう変化しているか」を主症状・副症状にかかわらず聴取記載しなければなりません．さらに，患者の口述による他院における検査所見並びに治療結果についても同様の記載をしなければなりません．

❷ Objective Data（オブジェクティブ・データ）

　全科共通の必須身体所見と科別の特殊身体所見を記載するのみならず，検査所見のレポートを要約して記載し，そのトレンドを明らかにします．さらに，患者の主観は Subjective Data に記載されますが，数値化できない記載者側の主観が Objective Data 中に記載されることも承知しなければなりません．

❸ Assessment（アセスメント）

　SO に記載した内容に対する認識，つまり判断，解釈，考案を記載します（診断，予後の見通し，検査データの解釈等）．特に，治療や処置の変更，中止の場合にはその理由を記載します．例えば，鑑別診断では，「このような鑑別診断に至った理由，さらに確定するための具体的計画」，経過の評価と今後の計画において，どのような所見のどのような変化に注目し，今後どのような検査・治療を行うのか」，院内外を問わずチーム医療を「誰とどのように実施するか」，さらに，患者が「診断・検査・治療をどの程度理解しているか」も大切な評価です．

　　ところで，Assessment 中に Plan を混在させ，一括記載されている場合があります．しかし，両者は本質的に異なり，Plan の医療チーム内における指示と共有の観点からも，より詳細かつ具体的な計画内容は Plan に記載しなければなりません．

❹ Plan（プラン）

　問題解決のための計画並びにそれらを実行するために必要な検査，処方等を初期計画に準じて詳細かつ具体的に記載します．初期計画の中止，追加，変更等についても明記します．

● 5・5・6　退院時要約

　確定診断名，転帰，合併症，手術名，組織診断，入院経過抄録，退院時報告・指示等を確定診断名ごとに記載します．特に，退院時紹介のためにも問題別 AP の記載は重要です．さらに，確定診断名は ICD-10 に準拠し，コーディングしておくと後の利用に便利です．

● 5・5・7　その他の記録

手術記録や診断書等の医療文書には，必須記載部分を設け，それぞれ特別な様式を準備し，記載漏れ防止や整理を行う必要があります．さらに，プログレスノートをわかりやすく，充実した記載にするために，T. P. R. Sheet 及び Flow Sheet を利用します．これらのシートは患者の症状，所見及び検査の変化を一覧表にして，一見してわかるように各自が作成します．

診療の標準化のために導入されたクリティカルパスシートはプログレスノートの代用とみなされていますが，SOAP 様式の記載が補償され，バリアンス発生時，プログレスノートを適時使用しなければなりません．

● 5・5・8　診療記録の監査について

診療記録の記載内容は監査により正されるべきであり，教育病院においては研修医教育には必須です．今後，電子カルテの導入により，診療情報管理士・指導医師・ピアレビュアー・医事課職員による監査体制が病院のみならず診療所においても構築されることが望ましいとされます．

❶ POS - Problem Oriented System - （プロブレム・オリエンテッド・システム）

Problem Oriented System（問題志向型システム）の略．さまざまな問題を抱える状況の中，何がもっとも重要であるか問題点を明らかにし，それを解決しようとする行動理論です．POS は古くからいろいろな学問領域で検討されており，①問題の発見，②問題点の明確化，③情報の収集，④計画の立案，⑤結果の評価などの作業段階をたどる問題解決の科学的方法として知られています．

POS を医療の世界で創始したのは L. L. Weed（1968 年）です．彼は患者の問題点を重視してリストをつくり，それを診療録の最初に problem list として記載しました．このように POS に基づく診療録を Problem Oriented Medical Record（POMR）と呼び，米国に始まり，世界の臨床医に広く普及しました．

❷ POMR - Problem Oriented Medical Record - （プロブレム・オリエンテッド・メディカルレコード）

POMR は，Problem Oriented Medical Record（問題志向型診療録）の略です．POMR は表のような構造をもちます．基礎データは患者に関するすべての情報であり，徹底した情報収集が重要です．集められた多くの基礎データは，整理・分類され，何がもっとも重要か，問題点が明確化されます．これをリストにし，次に問題を解決するための計画を立てます．初診患者に最初に立てる計画ですから初期計画です．

経過記録は経過をみていくときの記録です．患者が直接提供する情報が S，医師が得る客観的情報が O，これらの情報について医師がどう判断するかが A，アセスメントで論じられた判断が正しいことを実証するために立案する計画を P として記録します（SOAP）．

5・6
電子カルテについての概略

5・6・1 電子カルテ

① 電子カルテの定義 ⇒ カルテを電子的に記録・保存するシステム.
　　　　　　　　　　　　電子カルテの3原則を要件とします.
　　　　　　　　　　　　　：真正性・見読性・保存性
　　　　　　　　中身 ⇒ ・紙カルテ1号用紙項目
　　　　　　　　　　　　（患者氏名，生年月日，住所，電話番号，保険情報，病名）
　　　　　　　　　　　　・診療行為が記録されている2号用紙ほか
　　　　　　　　　　　　（画像，心電図，紹介状，同意書，看護記録，手術記録等）
　　　　　　　　意義 ⇒ 電子カルテのメリット
　　　　　　　　　　　　（情報の共有，ペーパーレス，紙カルテ保存スペースの節約，
　　　　　　　　　　　　データのグラフ化機能で治療結果等をひと目でわかるように説
　　　　　　　　　　　　明が可能等）
② 電子カルテの基準 ⇒ 電子カルテの3原則（必要条件）
③ 電子カルテの責任 ⇒ 運用の際の三つの自己責任
　　　　　　　　　　　　　：説明責任・管理責任・結果責任
④ 電子カルテの品質・機能 ⇒ 院内バックアップ機能，クリニカルパス機能，カルテ開
　　　　　　　　　　　　　　 示，医療連携機能，診療・経営データ分析機能等

5・6・2 電子カルテシステム / イメージ

① 電子カルテシステム定義 ⇒ 情報システム
② 電子カルテシステムに関連するシステム ⇒ 薬剤，検査，画像等の部門システム，業
　　　　　　　　　　　　　　　　　　　　　務管理システム，診療・経営データ分析
　　　　　　　　　　　　　　　　　　　　　機能等

5・6・3 診療録の電子媒体による保存 / 運用管理規程 / 電子保存の3原則

　医療機関の責任の下で電子媒体による保存を実施するということは，用いる装置の選定，導入及び利用者を含めた運用及び管理等に関する責任（管理責任）はすべて医療機関にあること，保存システム管理運用体制に対して十分に説明できること（説明責任），さらにその結果にも責任をもつこと（結果責任）が必要になります.

（旧技術的基準　平成 6 年）

　医療用画像のみ

　⇒　基準適合規格の機器による電子保存（機器の機能のみ）

　　※運用管理規程必要なし

（新基準　平成 11 年）

　診療録等

　⇒　基準適合規格の機器による電子保存（一部適合を含む）（機器の機能のみ）

　　運用管理規程による管理（機器の機能＋運用）

　　※運用管理規程必要

 運用管理規程の意義

（1）運用管理規程の原則

　　運用管理規程は，電子媒体による保存システムの運用を適正に行うためにその医療機関ごとに策定されるものです．すなわち，各医療機関の状況に応じて自主的な判断のもとに策定されるべきものなのです．その規範は，システムの運用が自己責任の原則に基づいていること，情報の真正性，見読性，保存性を確保する方策が示されていること，プライバシー保護に配慮していることの三つにあります．また，この運用管理規程が，医療機関内部の運用手法を定めるだけでなく，医療機関の電子保存に関する姿勢を外部に説明するものであることを認識しておかなければなりません．

（2）運用管理規程に書かれるべき項目

　　運用管理規程に書かれる項目は，その医療機関の規模や診療内容によって多様に変わると思われますが，おおよそ以下の項目を満たしていることが望ましいと考えられます．

　　①　管理責任の体制

　　②　管理者と利用者の果たすべき責務

　　③　電子保存の対象とする情報の種類

　　④　電子媒体による保存システムの備えるべき機能

　　⑤　電子媒体による保存の基準を満たすためのシステム機能と運営上の措置の分担

　　⑥　運用マニュアルや運用記録の作成

　　⑦　システムの安全チェックや運用監査

　　⑧　情報の安全やプライバシー保護に関する職員教育

　なお，電子媒体による保存システムの運用は，医事会計やオーダーエントリ，その他の病院情報システムと共同して運用されることが多く，その場合は，電子媒体による保存を含めた総合的な運用管理規程を策定する必要があります．

❷ 電子カルテに関する法的要件：「電子保存の 3 原則」

(1) 昭和 63 年「診療録等の記載方法について」（厚生省健康政策局の通知）

　　診療録は，ワードプロセッサー等（いわゆる OA 機器）により作成することができるとされていました．

(2) 平成 6 年「エックス線写真等の光磁気ディスク等への保存について」（厚生省健康政策局長の通知）

　　エックス線写真などに代わり，光磁気ディスクなどの電子媒体に保存しても差し支えないとされました．

　過去，上記のような通知も出されましたが，診療録の電子媒体による保存の可否については明らかにされておらず，診療録の電子保存が明文化されるようになったのは，平成 11 年以降の下記の通知からとなります．

(3) 平成 11 年「診療録等の電子媒体による保存について」

（厚生省健康政策局長等による通知）

　　⇒　「電子保存の 3 原則」（真正性・見読性・保存性）を提示

　　①電子媒体による保存を認める文書等，②基準，③留意事項が記され，①に掲げられた文書等（診療録等）について，②に掲げる基準を満たす場合，電子媒体による保存を認めるとともに，その実施に際し，留意すべきこととして③が示されました．

　　なお，この通知は電子媒体による保存を義務付けるものではなく，紙媒体により保存する場合にも，従来どおりの取扱いをするものとしています．

(4) 平成 17 年 3 月「医療情報システムの安全管理に関するガイドライン」

　　平成 14 年 3 月通知「診療録等の保存を行う場所について」により，診療録等の電子保存及び保存場所に関する要件等が明確化され，平成 16 年 11 月に成立した「民間事業者等が行う書面の保存等における情報通信の技術の利用に関する法律」によって原則として法令等で作成又は保存が義務付けられている書面は電子的に取り扱うことが可能となりました．

　　医療情報においても「厚生労働省の所管する法令の規定に基づく民間事業者等が行う書面の保存等における情報通信の技術の利用に関する省令」（平成 17 年 3 月 25 日厚生労働省令第 44 号．以下「e-文書法省令」という）が発出されました．

　　「医療情報ネットワーク基盤検討会」においては，医療情報の電子化についてその技術的側面及び運用管理上の課題解決や推進のための制度基盤について検討を行い，平成 16 年 9 月最終報告が取りまとめられ，これまでの「法令に保存義務が規定されている診療録及び診療諸記録の電子媒体による保存に関するガイドライン」，「診療録等の外部保存に関するガイドライン」を見直し，さらに，個人情報保護に資する情報システムの運用管理に関わる指針と e-文書法への適切な対応を行うための指針を統合的に作成することとされました．

　　平成 16 年 12 月には「医療・介護関係事業者における個人情報の適切な取扱いのためのガイドライン」が公表され，平成 17 年 4 月の「個人情報の保護に関する法律」の全面

施行に際しての指針が示されました.

　これらの事情を踏まえ,「**医療情報システムの安全管理に関するガイドライン**」初版が平成 17 年 3 月に公開されました.

　平成 29 年 5 月に,改正個人情報保護法が全面施行されることとなり,医療・介護分野における個人情報の取扱いに係る具体的な留意点や事例等が「医療・介護関係事業者における個人情報の適切な取扱いのためのガイダンス」(個人情報保護委員会,厚生労働省;平成 29 年 4 月 14 日)において示され,「**医療情報システムの安全管理に関するガイドライン**」**第 6 版**が令和 5 年 5 月に公開されています.

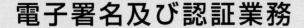

5・7
電子署名及び認証業務

● 5・7・1　電子署名の概要

　医療現場においては，診療録，処方箋，紹介状等，記名・押印署名を必要とする文書が数多く存在します．記名・押印署名には，文書の記録内容についての責任の所在を明確にするという重要な意味があります．

　近年の情報通信技術に基づく医療施設間のネットワーク化及びそれに伴う医療情報の電子化により，情報の受信者と発信者がそれぞれ本当に本人なのか，情報が途中で改変されていないかを確認することが必要とされ，そのための有効な手段として，暗号技術を応用した電子署名及び認証業務が利用されています．この電子署名及び認証業務は，「電子署名及び認証業務に関する法律」により，記名・押印と同等の効果をもち，医療の安全を確保する上で，重要な役割を果たしています．

● 5・7・2　電子署名

電子署名とは，**電磁的記録**に記録することができる情報について行われる措置であって，次の要件のいずれにも該当するものをいいます．

① 当該情報が当該措置を行った者の作成に係るものであることを示すためのものであること．

② 当該情報について改変が行われていないかどうか確認することができるものであること．

※電磁的記録の定義

　電子的方式，磁気的方式その他，人の知覚による認識ができない方式でつくられる記録であり，電子計算機による情報処理を用途とするもの．

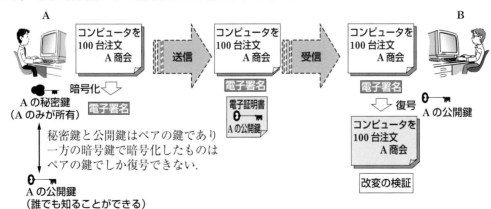

（出典：https://www.soumu.go.jp/main_sosiki/joho_tsusin/top/ninshou-law/pdf/law_2.pdf）

図 5・3　電子署名の仕組み

145

5・7・3　認証業務

　認証業務とは，自らが行う電子署名についてその業務を利用する者，その他の者の求めに応じ，当該利用者が電子署名を行ったものであることを確認するために用いられる事項が当該利用者に係るものであることを証明する業務をいいます．

※特定認証業務

　電子署名のうち，その方式に応じて本人だけが行うことができるものとして主務省令で定める基準に適合するものについて行われる認証業務をいいます（電子署名法第 2 条第 3 項）．

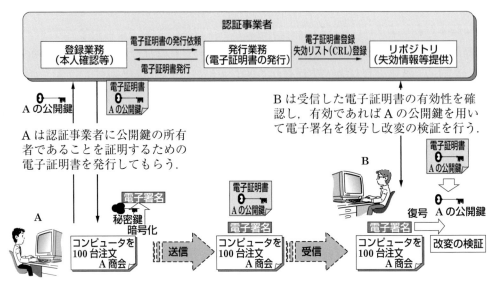

（出典：https://www.soumu.go.jp/main_sosiki/joho_tsusin/top/ninshou-law/pdf/law_3.pdf）

図 5・4　認証業務の流れ

5・7・4　電磁的記録の真正な成立の推定（電子署名法第 3 条）

　電磁的記録であって情報を表すために作成されたもの（公務員が職務上作成したものを除く）は，当該電磁的記録に記録された情報について本人による電子署名（これを行うために必要な符号及び物件を適正に管理することにより，本人だけが行えるものに限る）が行われているときは，真正に成立したものと推定します．

5・7・5　法令で定められた記名・押印を電子署名で行う際の留意点

　医療に係る文書などでは一定期間，署名に信頼性をもって検証できることが必要とされます．しかし，電子署名は，電子証明書等の有効期限が過ぎたり失効させた場合は検証ができません．さらに，電子署名の技術的基盤である暗号記述は，解読法やコンピュータの演算速度の進歩により脆弱化が進んでいきます．

　医療情報の保存期間は 5 年以上の長期間になるものもあり，システム更新や検証システムの互換性等の観点からも，デジタルタイムスタンプ技術を利用した長期署名方式の標準技術を用

いることが望ましいとされています.

　また, 法令で署名又は記名・押印が義務付けられた文書等において, 記名・押印を電子署名に代える場合, 次の条件を満たす電子署名を行う必要があります.

① 厚生労働省の定める準拠性監査基準を満たす保健医療福祉分野PKI認証局若しくは認定特定認証事業者等の発行する電子証明を用いて電子署名を施すこと.

② 電子署名を含む文書全体にタイムスタンプを付与すること.

③ 上記タイムスタンプを付与する時点で有効な電子証明書を用いること.

※タイムスタンプ

　広義には「ファイル等の電子データにおいて, その作成や更新等が行われた日時を示す情報」のことを指し, 狭義には「第三者機関により電子データに対して正確な日時情報を付与し, その時点での電子データの存在証明と非改竄証明を行う仕組みあるいは技術」をいいます.

※ PKI

　PKI（公開鍵暗号基盤）とは, 第三者機関である認証局（CA）が, 公開鍵が正当な本人の私有鍵に対応する鍵であることを証明して公開鍵証明書を発行する情報基盤であり, その公開鍵証明書を信頼して業務を行うことを可能にすることを目的としています.

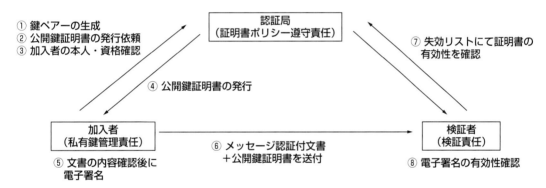

図 5・5　公開鍵基盤の電子署名を例とした仕組み

● 5・7・6　電子署名を行う上での注意事項

(1) 電子署名の利用範囲の確認

　電子署名の利用範囲は, 認証業務により異なります. 認証事業者に事前に利用範囲を確認してから利用申込みを行いましょう.

(2) 電子署名を行う前に内容確認

　電子署名は手書きの署名や押印に相当する法的効果が認められ得るものであるため, 電子署名を行う前に署名する内容をよく認識してから電子署名を行いましょう.

(3) 電子署名を行うために署名符号（秘密鍵）の厳重管理

　実印と同様に利用者符号（秘密鍵）については, 十分な注意をもって管理しましょう.
利用者署名符号（秘密鍵）の管理方法は, 認証事業者に確認しましょう.

147

（4）電子証明書の失効

次の場合には，電子証明書の失効を認証事業者に請求します．

① 利用者署名符号の危殆化（盗難，漏えい等により他人に使用され得る状態をいいます）又はそのおそれがある場合

② 電子証明書に記載されている事項に変更が生じた場合

③ 電子証明書の利用を中止する場合

※電子署名の受取り側が確認する事項

電子署名を受け取った側は，電子署名の「検証」を行う必要があります．また，電子署名の検証に関する情報を残しておくことも忘れないようにしましょう．

5章　章末学科問題

問1　次の診療録に関する説明のうち，正しいものの組合せを一つ選びなさい．

A. 医師は，診察をしたとき，遅滞なく診療に関する事項を診療録に記載しなければならない．

B. 診療の過程で，患者の身体状況，病状，治療等について，紙媒体，電子媒体にかかわらず医療従事者が知り得た情報を医療情報という．

C. 診療記録等の作成・記載には看護記録は含まれない．

D. 医療行為はされていたが，診療録に記載されていなかった場合は，一般的にその行為がなされていなかったと推定される．

① A・B・D　　② C・D　　③ B・C　　④ A・D

問2　診療録の記載事項で正しいものの組合せを選びなさい．

A. 診療を受けた者の住所，氏名，性別及び年齢

B. 病名及び主要症状の記載は不要

C. 治療方法（処置及び処方）

D. 診療の年月日

① A・C・D　　② C・D　　③ B・D　　④ A・D

問3　診療録の記載上における注意点で誤っているものの組合せを選びなさい．

A. 患者や家族に対する説明内容は適当に記載する．

B. 患者の訴えや不満等の内容を正確に記載者の主観を交えながら記載する．

C. 自分の診療不備を他人に転嫁するような記載はしない．

D. 医療事故発生時には，直ちに上司に報告し，インシデント・アクシデント・レポートを作成する．

① A・B　　② C・D　　③ B・D　　④ A・D

問 4　次の傷病名とそれに対応する略語の組合せとして誤っているものを選びなさい.

	傷病名		略　語
A	再生不良性貧血	－	AA
B	狭心症	－	AMI
C	高脂血症	－	HT
D	糖尿病	－	DM

① A・C

② C・D

③ A・D

④ B・C

6章

医師事務作業補助業務

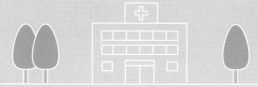

　個人情報保護法は，医療機関においてはとても重要です．個人情報を扱う上での注意点をしっかりと理解し，個人情報保護法において義務付けられているポイントについて学習しましょう．

　また，文書作成に当たり最低限必要とされる要素は「読解力」と「語彙力」です．資料（カルテ）を的確に読み取りコンパクトにまとめることが，文書作成の第一歩となります．これを要約といい，この要約には「読解力」が必要となり，自分の表現しようと思っていることを相手に理解してもらうための適切な言葉遣いが求められます．わかりやすい文章にするために主語，述語，目的語の構成をしっかり学習しましょう．

6·1
個人情報保護法

6·1·1　個人情報保護法において義務付けられている七つのポイント

❶ 個人情報の取得・利用に関する義務

・**利用目的の特定**（第17条）

・**利用目的による制限**（第18条）

　取得した個人情報を利用する場合，利用目的をできる限り特定し，内容を公表しなければなりません．また，利用にあたり，あらかじめ本人の同意を得なければなりません．

（1）公表方法例

① 待合室等へのポスターの掲示

② 利用目的を記載したパンフレットの配布・説明

③ 患者が個人情報を記入する用紙等にその利用目的を印刷する

④ 医療機関ホームページへの掲載

　※特定した目的外で利用する場合，その都度患者に個別に説明し同意を得ることが必要です．

（2）個人情報利用目的例

① 患者への医療提供（介護サービス利用者への介護提供），それに付随する保険請求事務

② 入退院，入退所等の管理

③ 会計，経理

④ 医療事故等の報告

⑤ 当該患者の医療サービスの向上

⑥ 他の医療／介護事業者等との連携，他の医療機関からの照会への回答

⑦ 患者の診察にあたり，外部の医師等の意見・助言を求める場合や患者家族等への病状説明

⑧ 検体検査等外部業者への委託

⑨ 院内，施設内で行われる症例研究

⑩ 健康診断結果の委託元事業主への通知等

（3）利用目的による制限の例外

① 法令に基づく場合

② 人の生命，身体又は財産の保護のために必要である場合

③ 公衆衛生の向上又は児童の健全な育成の推進のために特に必要がある場合

④ 国の機関若しくは地方公共団体又はその委託を受けた者が法令の定める事務を遂行することに対して協力する必要がある場合，本人の同意を得ることにより当該事務の遂行

　に支障を及ぼすおそれがあるとき

❷ 適正な取得（第20条）

　・取得に際しての利用目的の通知又は公表（第21条）

　個人情報を取得する際，虚偽や不正な手段による収集をしないこと．

　個人情報を取得した際，あらかじめ利用目的を公表していない場合，速やかに本人に通知するか又は利用目的を公表します．さらに，利用目的に必要な範囲を超えて個人情報を利用してはいけません．

　明らかに診察等に必要な過去の受診歴等の内容については，本人から直接聴取するか，あるいは第三者提供について本人から同意を得た者（他医療機関等）からの取得を原則とします．判断能力のない子どもについては，親の同意が必要となります．

　※家族等から取得することが診療上やむを得ない場合と，子どもの診療上，家族等の個人情報が必要な場合で，家族からの情報収集が難しい場合は上記の限りではありません．

❸ 個人データの管理・監督に関する義務

　・データ内容の正確性の確保等（第22条）

　保存している個人データは，利用目的範囲内で正確かつ最新の内容に保つように努めます．第三者提供によって得た情報の内容に疑義が生じた場合，本人又は情報提供者に事実確認を行います．

　※患者から内容変更の申出があった場合以外にも定期的な更新が必要（正確性を保つため，院内で統一ルールの策定や研修を実施する）です．

❹ 安全管理措置（第23条）

　・従業者の監督（第24条）

　・委託先の監督（第25条）

　個人情報漏洩や滅失（紛失）を防止するため，組織内で必要かつ適切な安全管理措置を講じます．従業員並びに個人データの取扱いについて業務委託する場合は委託先，それぞれに対し必要かつ適切な監督を行います．

　※従業員の中には，事業主と雇用関係にある労働者に限らず，派遣労働者や取締役なども含まれます．

（1）医療機関の取組み

　① 個人情報保護に関する規程の整備・公表

　　・必要な規程を整備し，院内掲示板やホームページへ掲載し，患者等に対し周知します．

　　・業務委託や派遣契約について，守秘義務，第三者委託，契約終了時の情報の取扱い，損害賠償など不備があれば契約書の訂正や覚書を締結します．

　② 個人情報保護推進のための委員会などの設置

　　・個人情報保護に関して十分な知識を有する管理・監督者や委員会を設置します．

　　・個人データの安全管理措置について，定期的に見直しや改善を行います．

　③ 漏洩などの問題が生じた場合などにおける報告連絡体制の整備

　　・事故の発生や違反が判明した場合の責任者等への報告連絡体制の整備を行います．

6 章 医師事務作業補助業務

・苦情受付窓口を設置します.

④　従事者の監督

・個人情報保護のルールを規定し，共通認識させるための業務マニュアル作成や既存規程の見直しを実施することで，最新情報の共有化など継続的な教育を行います.

・雇用契約・就業規則などで，医療従事者の守秘義務を明文化し，取り交わします. 在籍中に限らず，離職後も遵守するように徹底をします.

・委託（派遣）業者を監督するため，委託先の情報セキュリティ状況が確認できる選定基準を確立するとともに，定期的に適切な取扱いがなされているか確認を行います.

⑤　物理的・技術的安全管理等

・盗難，紛失などの防止

・入退室管理

・書庫等の施錠，パソコンの固定

・整理整頓

・アクセス管理　⎰ ID やパスワードによる認証

　　　　　　　　　業務上必要な範囲のアクセス徹底

　　　　　　　　　パスワードなどの管理責任の徹底

・アクセス記録　⇒　アクセス履歴保存

・パソコン管理　⎰ 画面を開いたまま離席しない

　　　　　　　　　電源を入れたまま帰宅しない

　　　　　　　　　個人用のパソコンにデータを転送しない

⑥　個人データの保存・不要となった個人データの廃棄，消去

・保存媒体の劣化防止

・本人からの照会など必要なときに適切に対応できるよう，検索可能な状態で保存します.

・廃棄方法等の決定後，院内への周知徹底とともに，復元不可能な状態にして廃棄します.

・廃棄委託業者に依頼する場合，取扱いについて委託契約において定めます.

⑦　その他

・個人情報が漏洩した場合，二次被害等の発生防止の観点から，可能な限り漏洩の事実関係を公表します. 都道府県所轄課への報告も同時に行います.

・受付窓口での患者名の呼び出し，病室入口への患者名の表示については，患者の取り違え防止等に有効なことであるが，患者の希望に配慮し対応します.

・医療機関内部での定期的な検証のほかに，必要に応じて第三者による検証を受け，改善を図ることが望まれます.

❺ 個人データの提供に関する義務

・第三者提供の制限（第27条）

原則として，あらかじめ本人の同意を得ないで個人データを第三者に提供してはいけませ

ん．ただし，患者への医療の提供のために通常必要とされる範囲につき，院内掲示等によりあらかじめ公表し，患者から明示的に留保の意思表示がなければ，医療機関等に限定し，患者の黙示により同意があったものとして第三者提供を行うことができます．

① 第三者提供例（本人の同意が必要）

・生命保険会社，会社の上司，学校の教職員と名乗って，病状や通院（入院）状況等についての問合せ

② 家族等への情報提供

・本人以外に対して病状説明を行う場合，あらかじめ説明を行う家族等の対象者を確認し，同意を得ておくことが望まれます．ただし，本人と家族へ同時に説明を行う場合は本人の同意が得られていると考えられます．

③ 第三者提供の例外（本人の同意は不要）

・前述の「利用目的による制限の例外」（152ページ6・1・1「❶個人情報の取得・利用に関する業務」(3) 参照）と同様

④ 第三者に該当しない例（その他事業者への情報提供）

・検査業務の外部委託

・外部監査機関への情報提供（病院機能評価等）

・あらかじめ本人に通知している場合の特定対象者とのデータの共同利用
　（病院と訪問看護ステーションが共同で医療サービスを提供等）

※必要な範囲での情報にとどめ，必要でない事項について提供することがないように留意します．

❻ 保有個人データに関する本人の関与

・保有個人データに関する事項の公表等（第32条）

・開示，訂正，利用停止等（第33条～第35条）

　個人データを保有する際，本人に対し利用目的・開示・苦情の申し出先等について説明を行い，本人の求めがある場合には開示・内容訂正をします．また，法令で定められている事項に違反し「取得・取扱い・第三者提供」されている，という理由により，本人が希望しその求めに理由がある場合，その求めに応じなければなりません．

① 開示の例外

・病状や予後等につき，患者本人に重大な心理的影響を与え，その後の治療効果等に悪影響を及ぼす場合

・患者に関する情報を家族や関係者から取得した場合，その同意を得ずに本人に情報を開示することで，本人と情報提供者の人間関係が悪化することが考えられる場合

② 訂正及び利用停止の例外

・利用目的からみて訂正が必要ないと判断できる場合，誤りや違反等に対する指摘が正しくない場合は訂正・利用停止の措置を行う必要はありません．

❼ そ の 他

・個人情報取扱事業者による苦情の処理（第 40 条）

利用目的の通知・開示・訂正・利用停止等について，本人の求める措置を講じない場合，本人に対してその旨を通知しなければなりません．また，その理由の説明を行うように努めます．

また，苦情の申し出に適切に対応するために，苦情受付窓口を設置するとともに，苦情処理マニュアル等を作成，必要な体制を整備します．

● 6・1・2　資料：個人情報の保護に関する法律

第 1 条（目的）

この法律は，デジタル社会の進展に伴い個人情報の利用が著しく拡大していることに鑑み，個人情報の適正な取扱いに関し，基本理念及び政府による基本方針の作成その他の個人情報の保護に関する施策の基本となる事項を定め，国及び地方公共団体の責務等を明らかにし，個人情報を取り扱う事業者の遵守すべき義務等を定めることにより，個人情報の適正かつ効果的な活用が新たな産業の創出並びに活力ある経済社会及び豊かな国民生活の実現に資するものであることその他の個人情報の有用性に配慮しつつ，個人の権利利益を保護することを目的とする．

第 2 条（定義）

この法律において「個人情報」とは，生存する個人に関する情報であって，次の各号のいずれかに該当するものをいう．

　一　当該情報に含まれる氏名，生年月日その他の記述等（文書，図画若しくは電磁的記録（電磁的方式（電子的方式，磁気的方式その他人の知覚によっては認識することができない方式をいう．次項第二号において同じ．）で作られる記録をいう．以下同じ．）に記載され，若しくは記録され，又は音声，動作その他の方法を用いて表された一切の事項（個人識別符号を除く．）をいう．以下同じ．）により特定の個人を識別することができるもの（他の情報と容易に照合することができ，それにより特定の個人を識別することができることとなるものを含む．）

　二　個人識別符号が含まれるもの

2　この法律において「個人識別符号」とは，次の各号のいずれかに該当する文字，番号，記号その他の符号のうち，政令で定めるものをいう．

　一　特定の個人の身体の一部の特徴を電子計算機の用に供するために変換した文字，番号，記号その他の符号であって，当該特定の個人を識別することができるもの

　二　個人に提供される役務の利用若しくは個人に販売される商品の購入に関し割り当てられ，又は個人に発行されるカードその他の書類に記載され，若しくは電磁的方式により記録された文字，番号，記号その他の符号であって，その利用者若しくは購入者又は発行を受ける者ごとに異なるものとなるように割り当てられ，又は記載され，若しくは記録されることにより，特定の利用者若しくは購入者又は発行を受ける者を識別することができるもの

3　この法律において「要配慮個人情報」とは，本人の人種，信条，社会的身分，病歴，犯罪の経歴，犯罪により害を被った事実その他本人に対する不当な差別，偏見その他の不利益が生じないようにその取扱いに特に配慮を要するものとして政令で定める記述等が含まれる個人情報をいう．

4　この法律において個人情報について「本人」とは，個人情報によって識別される特定の個人をいう．

5　この法律において「仮名加工情報」とは，次の各号に掲げる個人情報の区分に応じて当該各号に定める措置を講じて他の情報と照合しない限り特定の個人を識別することができないように個人情報を加工して得られる個人に関する情報をいう．

　一　第1項第一号に該当する個人情報　当該個人情報に含まれる記述等の一部を削除すること（当該一部の記述等を復元することのできる規則性を有しない方法により他の記述等に置き換えることを含む．）．

　二　第1項第二号に該当する個人情報　当該個人情報に含まれる個人識別符号の全部を削除すること（当該個人識別符号を復元することのできる規則性を有しない方法により他の記述等に置き換えることを含む．）．

6　この法律において「匿名加工情報」とは，次の各号に掲げる個人情報の区分に応じて当該各号に定める措置を講じて特定の個人を識別することができないように個人情報を加工して得られる個人に関する情報であって，当該個人情報を復元することができないようにしたものをいう．

　一　第1項第一号に該当する個人情報　当該個人情報に含まれる記述等の一部を削除すること（当該一部の記述等を復元することのできる規則性を有しない方法により他の記述等に置き換えることを含む．）．

　二　第1項第二号に該当する個人情報　当該個人情報に含まれる個人識別符号の全部を削除すること（当該個人識別符号を復元することのできる規則性を有しない方法により他の記述等に置き換えることを含む．）．

7　この法律において「個人関連情報」とは，生存する個人に関する情報であって，個人情報，仮名加工情報及び匿名加工情報のいずれにも該当しないものをいう．

8　この法律において「行政機関」とは，次に掲げる機関をいう．

　一　法律の規定に基づき内閣に置かれる機関（内閣府を除く．）及び内閣の所轄の下に置かれる機関

　二　内閣府，宮内庁並びに内閣府設置法（平成11年法律第89号）第49条第1項及び第2項に規定する機関（これらの機関のうち第四号の政令で定める機関が置かれる機関にあっては，当該政令で定める機関を除く．）

　三　国家行政組織法（昭和23年法律第120号）第3条第2項に規定する機関（第五号の政令で定める機関が置かれる機関にあっては，当該政令で定める機関を除く．）

　四　内閣府設置法第39条及び第55条並びに宮内庁法（昭和22年法律第70号）第16条第2項の機関並びに内閣府設置法第40条及び第56条（宮内庁法第18条第1項に

6章　医師事務作業補助業務

157

おいて準用する場合を含む.）の特別の機関で，政令で定めるもの

　　五　国家行政組織法第 8 条の 2 の施設等機関及び同法第 8 条の 3 の特別の機関で，政令で定めるもの

　　六　会計検査院

　9　この法律において「独立行政法人等」とは，独立行政法人通則法（平成 11 年法律第 103 号）第 2 条第 1 項に規定する独立行政法人及び別表第 1 に掲げる法人をいう.

　10　この法律において「地方独立行政法人」とは，地方独立行政法人法（平成 15 年法律第 118 号）第 2 条第 1 項に規定する地方独立行政法人をいう.

　11　この法律において「行政機関等」とは，次に掲げる機関をいう.

　　一　行政機関

　　二　地方公共団体の機関（議会を除く. 次章，第 3 章及び第 69 条第 2 項第三号を除き，以下同じ.）

　　三　独立行政法人等（別表第 2 に掲げる法人を除く. 第 16 条第 2 項第三号，第 63 条，第 78 条第 1 項第七号イ及びロ，第 89 条第 4 項から第 6 項まで，第 119 条第 5 項から第 7 項まで並びに第 125 条第 2 項において同じ.）

　　四　地方独立行政法人（地方独立行政法人法第 21 条第一号に掲げる業務を主たる目的とするもの又は同条第二号若しくは第三号（チに係る部分に限る.）に掲げる業務を目的とするものを除く. 第 16 条第 2 項第四号，第 63 条，第 78 条第 1 項第七号イ及びロ，第 89 条第 7 項から第 9 項まで，第 119 条第 8 項から第 10 項まで並びに第 125 条第 2 項において同じ.）

第 3 条（基本理念）

　個人情報は，個人の人格尊重の理念の下に慎重に取り扱われるべきものであることに鑑み，その適正な取扱いが図られなければならない.

6・2
文書作成補助業務

● 6・2・1　文書の種類

病医院で使用する文書には，大別すると以下のようなものがあります．

① 診療情報提供書又は返書
② 診断書
　・健康診断書
　・死亡診断書
　・治癒証明書
　・成年後見制度診断書・鑑定書
　・生命保険診断書　等
③ 検査同意書
　・造影剤使用に関する同意書
　・内視鏡検査の同意書
　・輸血の同意書
　・手術の同意書　等
④ 指示書
　・訪問看護指示書
　・療養費同意書（マッサージ施術同意書）
　・居宅療養管理指導書　等
⑤ 意見書
　・介護保険申請のための主治医意見書
　・生活保護のための医療要否意見書　等
⑥ その他

● 6・2・2　文書作成の記載方法

・文書作成の情報は，すべてカルテから作成します．よって，カルテの内容を読み込み，要約をします．
・語彙力でわかりやすく，かつ，明確な文書を作成します．
・文書作成後，すべての文書は医師の確認印が必要です．

❶ 文書の要約

（1）要約とは

「要約」とは何か．辞書によれば，文章などの要点をとりまとめ，短く表現することであり，また，そのとりまとめた言葉や文とあります．この意味を三つに分けると以下のようになります．

① もとの文章のポイントを含んでいること

② 短い文章であること

③ 全体が文書としてまとまっていること

これらすべての要件を備えたとき，適切な要約ができたといえます．すなわち，要約に大切なことは，「ポイント」が簡潔に示されているということにあります．そのためには，もともとの文章の順序を変えたり，表現を変えたりしなければなりません．

（2）要約の必要性

情報化社会の現代において，インターネットの普及やマスメディアの発展により，過剰なほどに大量の情報で溢れています．この中から，文書作成に必要な情報を選択し，秩序立てて再構成する作業には「要約力」というものが必要となります．また，この「要約力」は，人との対話やコミュニケーションといった日常の人間関係の中でも必要とされるものです．

（3）要約の方法

典型的な手順としては，以下のようなものがあります．

① もとの文書を丁寧に読み込む（前提条件）

② 文書を段落に分ける

③ 各段落の中心文を見つけ，要点をまとめる

④ 段落構成を吟味する

⑤ 要約文を作成する（自分の言葉でまとめる）

❷ わかりやすい文書とは

文書を書く際，どうしても格調高く丁寧な文章にしようと，漢語調や文語調の表現を多く使いがちになります．

しかし，それも度が過ぎた表現になると，硬いイメージばかりが先行してしまい，読みにくく，また，親しみにくい文書になってしまいます．

では，どのような文書を目指すべきなのでしょうか．まず，読み手が，必要な情報かどうかスムーズに判断できるようなわかりやすい文書を目指します．そして，その内容は，誰が読んでも同じ理解を得られるようにします．それを，具体的にいうと以下のようになります．

① 主語，述語，目的語が何なのかを明確にします．

② 指示代名詞を用いる場合は，対応する語が一つに定まるようにします．

③ 論理的な関係が正しく，曖昧さがないようにします．

④ 5W1H（いつ，誰，どこ，何が，なぜ，どのように）を明確にします．

⑤ 口語的な表現を使わないようにします．

⑥ 複数の表現があれば，もっとも簡潔なものを使います．

❸ 文法技術と作成上の注意点

以下では，文書作成におけるさまざまな注意点を示していきます．

（1）必要な句読点を忘れないようにする

句読点など，初歩的・基本的なミスのある文章は，それだけで読むのが嫌になってしまいます．**句点**は，文章の終わりに打ちます．当たり前のことですが，意外に忘れる人が多いので注意しましょう．**読点**は，文章を読みやすくし，誤解を防ぐために打つものです．読点をつける原則として，以下の場合が挙げられます．

① 語句を対等に並べる場合
② 重文の境目
③ 倒置文の場合
④ ある語を強調する場合
⑤ 感動詞の後
⑥ 挿入句の前後又は前

（2）主語・述語の関係

基本的には次の三つの形に分けられます．

① 何が（主語）-どうする（述語）　　　例）花が（主）咲く（述）
② 何が（主語）-どんなだ（述語）　　　例）花は（主）美しい（述）
③ 何が（主語）-何だ（述語）　　　　　例）これが（主）花だ（述）

（3）主語と述語は，できるだけ近くに置く

主語と述語の間に，修飾語を入れ過ぎると，意味のわかりにくい文になってしまいます．

例）当時，**彼女は**，市の文化ホールで開催されたコンサートで，ショパンの「雨だれ」を**弾いた**．

$$⇓（これを正しくすると…）$$

市の文化ホールで開催されたコンサートで，当時，**彼女は**，ショパンの「雨だれ」を**弾いた**．

（4）修飾・被修飾の関係

修飾語（何を／いつ／どこで／どのように）と被修飾語（どうする）の関係を常に意識し，近くに置くようにします．

例）**庭の花が，きれいに咲く．**

「庭の」は「花が」を，「きれいに」は「咲く」を説明しており，これを修飾するといいます．「庭の」，「きれいに」を修飾語といい，「花が」，「咲く」を被修飾語といいます．修飾語は，必ず被修飾語の前にあります．「庭の」は，「花が」という体言を含む文節を修飾しているため，連体修飾語といい，「きれいに」は，「咲く」という用言を含む文節を修飾しているので，連用修飾語といいます．

（5）結論を先に書く

特に，ビジネス文書や論文などでは，過程よりも結論が重要視されるため，結論を先に，説明を後に書きます．最後まで読まなければ，何が言いたいのかわからない文章は悪い印象

を与えます．また，口頭における報告も結論を先に言うのが適切です．

(6) 表題は，読むだけである程度の内容や結論が推測できるように

特に，ビジネスシーンでは，時間の浪費を避けるために，簡潔で明瞭な文書が要求されます．「表題」だけで，内容や結論がわかるようにする工夫が必要です．

(7) 正しい尊敬語，正しい謙譲語を使う

尊敬語・謙譲語の正しい使い分けは，会話の中のみならず，文書中でも当然できなければなりません．これができないと，相手に不快な印象を与えることがあります．

例)　①　何かご質問がございましたら，担当の者に伺ってください．

⇓

何かご質問がございましたら，担当の者にお尋ね下さい．

②　代表取締役が，参られました．

⇓

代表取締役が，お見えになりました．

6・3
よく扱う書式の例

● 6・3・1　紹介状の役割と注意点及び書式の一例

（1）紹介状の役割

　患者をほかの医者やほかの医療機関に紹介し，診察，検査，治療，入院，通院等の診療を依頼することが紹介状の目的です．診療情報とは，診療の過程で，患者の身体状況，病状，治療等について，医師又はその指揮・監督下にある医療従事者が知り得た主観的，客観的情報のことを指し，これらを紹介状と返書を通して，両者のもつ患者に関する情報を相互に提供することにより，継続的な医療の確保，質の高い医療を受ける機会の増大，医療資源の有効利用を図ることができます．

（2）記載の実際（注意点）

① ポイントを押さえ，紹介目的・内容を明確にします．病歴や検査結果などは，診断や治療方針の決定に必要かつ十分の情報を，正確かつ簡潔に記述します．必要以上の事実，データ・知識の羅列は避けましょう．

　なお，時候の挨拶は省略します．

② 紹介元の連絡先を明記し，紹介先から照会・要請に迅速に対応できるようにします．

③ 患者に対する説明の内容や，それに対する患者の受け止め方等，患者・医師間の信頼関係を保ち，かつ今後の診療を円滑に進める上で重要と思われるものについてはなるべく懇切に記載します．

④ 略語は原則的に使用しないことが望ましいです．誤字・脱字・判読困難な文字が決してないように注意します．

⑤ 公文書であるため，複写などの控えはカルテに添付するなど，必ず保管しましょう．

⑥ 必要がある場合，画像診断のフィルム検査の記録等の写しを添付します．不要時の返却の要否も明記します．

⑦ あくまで患者のプライバシーに関する情報であるため，内容の機密については十分な注意を払います．

⑧ 患者が実際に紹介先医療機関を受診したか否かも把握しておく必要があります．

⑨ 封筒には，○○大学医学部附属病院又は○○○○先生と記入します．

以上の観点で紹介状に必要事項を記載し，患者さんに持参させます．

紹 介 状

◆紹介状は、症状・診断・治療などの診療の総括と紹介をすることを目的としています。

御侍史

拝啓　　いつも御健勝のことと存じ上げます。
患者　　　　　　殿を御紹介申し上げます。
何卒御高診の上　宜しく御治療御指導のほど
御願い申し上げます。　　　　　　敬具

附記

令和　　年　　月　　日

㊞

6・3・2　カルテの見本

　診療録とは，カルテのことをいいます．医師と患者の会話の内容から，入力していきます．電子カルテの入力は，医師事務作業補助者の重要な仕事です．

<h1 style="text-align:center">診　療　録</h1>

第　号

公費負担者番号				保 険 者 番 号	0	6	2	7	5	3	2	9
公費負担医療の受給者番号			被保険者手帳	記号・番号			27・5243					

受診者	氏　名	辰野　清春		有 効 期 限	令和 ＊ 年　3 月　31 日
	生年月日	明・大・㊐・平　＊年 8 月 5 日　男・女		被保険者氏名	辰野　清春
	住　所	（ 省 略 ）　電話 ×××× 局 ×××× 番		資 格 取 得	昭・㊤・令　＊年 4 月 1 日
				保 険 者	×××× 健康保険組合
	職　業	会社員　被保険者との続柄　本人		一部負担金の割合	割　　　　割

傷 病 名	開　　始	終　　了	転　帰
右尿管結石（主）	令和＊年 4 月 15 日	年　月　日	治癒・死亡・中止
右水腎症	令和＊年 4 月 15 日	年　月　日	治癒・死亡・中止
	年　月　日	年　月　日	治癒・死亡・中止

既往症・原因・主要症状・経過等	処方・手術・処置 等
R＊/5/27 ・健診で右水腎症を指摘され，4 月 15 日当科外来受診，精査の結果，右尿管結石による水腎症と判明．本日，体外衝撃波腎・尿管結石破砕術（ESWL）を目的に入院． ・既往歴：特記事項なし ・入院時検査：血液検査異常なし．尿中 WBC 多数．結石による慢性感染があると考える． ・入院診療計画書を作成，本人に交付し説明．薬剤師による薬剤管理指導を行う．明朝から禁食 　　　　　　　　　　　　（泌尿器科　野田） R＊/5/28 ・X 線検査の結果，結石の位置，サイズに変更なし．特に異常なく 10：00　ESWL 室へ． ・破砕術の結果，結石はわずかに変化したが効果は極めて少ない．ESWL での治癒は不可能と判断し，後日，経尿道的尿管結石破砕術（TUL）を行う． ・術中のバイタルサインは安定． ・点滴により尿量が多くなった． 　　　　　　　　　　　　（泌尿器科　野田） R＊/5/29 ・術後 1 日目 ・X 線検査では，結石が僅かに破砕されているが，効果は極めて少ない．明日，全身麻酔下にて TUL を実施．術前検査は特に問題なし． 　　　　　　　　　　　　（泌尿器科　野田）	

既往症・原因・主要症状・経過等	処 方・手 術・処 置 等
R＊/5/29 ・麻酔前回診 ・検査所見，理学的所見から特に問題なし． ・明朝から禁食事 　　　　　　　　　　　　（麻酔科　田所） R＊/5/30 ・帰室時（12：00） 　　BP：125/74mmHg, P：74/分 　　BT：36.1℃ 　　意識清明 ・点滴続行 ・術後検査；特に問題なし． ・結石は十分に粉砕されている． ・心電図モニター；特に異常なし． ・酸素飽和度：99％　良好 ・帰室後，酸素2/分　4時間続行 　　　　　　　　　　　　（泌尿器科　野田） R＊/5/31 ・術後1日目 ・バイタルサイン安定．意識クリア ・胸部X線検査より，結石の粉砕を確認．排尿を待つ． ・硬膜外チューブは夕方抜去 　　　　　　　　　　　　（泌尿器科　野田） ・麻酔後の回診；呼吸，循環，疼痛は問題なし． 　　　　　　　　　　　　（麻酔科　田所）	

6・3・3　診療情報提供書の一例

(1) 注意事項

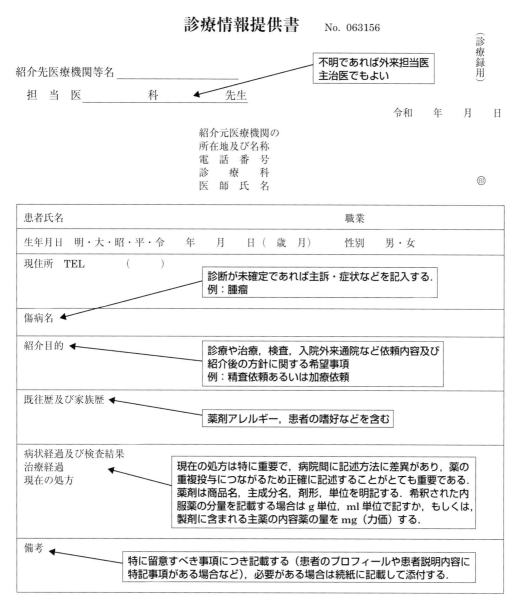

備考　1. 必要がある場合は続紙に記載してください.
　　　2. 必要がある場合は画像診断のフィルム, 検査の記録を添付してください.
　　　3. 紹介先が保険医療機関以外である場合は, 紹介先医療機関等名の欄に紹介先, 市町村, 保健所
　　　　等を記入すること. かつ, 患者住所及び電話番号を必ず記入すること.

（2）記入例

診療情報提供書

〇〇医科大学付属病院

血管外科　〇〇　〇〇　先生御侍史

令和＊年 4 月 11 日

東京都×××××××〇丁目〇番地
医療法人社団〇〇クリニック
TEL ××-××××-××××　FAX ××-××××-××××
医師名　△△　△△　印

フリガナ
患者氏名　××　××　男性　昭和＊年 3 月 3 日生
住所　（省略）
電話　××-××××-××××

傷病名　　　＃ 1　腹部大動脈瘤

紹介目的　　貴院での御高診・御加療をお願いいたします

既往歴及び家族歴
　なし

症状経過及び検査結果
＃2　肺気腫
＃3　逆流性食道炎
＃4　IgE 高値（そう痒症）
＃5　脂質異常症（高コレステロール血症）
＃6　高血圧（境界型）（平成＊年 3 月〜）

　＃1腹部大動脈瘤は，半年毎の造影 CT 検査でフォローアップ（別紙コピー参照）し 50mm 径以下でしたので経過観察しておりましたが，今回は 50mm を超えたため外科的適応と思われましたので貴院をご紹介させていただきました.
　＃2肺気腫の問題もありますので，禁煙するように言っていますが，残念ながら完全にはやめられていないようです.
　また，＃5高 LDL 血症に対してスタチンを投与しても，「薬はきらいで飲みたくない」とのことで服薬コンプライアンスが困難でした.
　今までは，血圧は 110 - 130/70 - 85 と正常域でしたが，本年 3 月より高めになり，ノルバスク錠 5mg 1 錠 分 1・朝食後 を開始したばかりです.

御高配のほどよろしくお願いいたします.

現在の処方
ノルバスク錠 5mg 1 錠
　　分 1・朝食後 14 日分

備考
　　添付資料 1（当院血液検査結果）
　　添付資料 2（他院での造影 CT 検査結果）

● 6・3・4　主治医意見書についてと書式の一例

（1）主治医意見書の位置付け

　患者（介護保険の被保険者）が保険によるサービスを利用するためには，介護の必要性の有無やその程度等についての認定（要介護認定）を保険者である市町村から受ける必要があります．

　この要介護認定は，市町村職員などの認定調査員が患者宅を訪問調査して得る情報と主治医意見書の両方に基づき，保健・医療・福祉の学識経験者から構成される介護認定審査会にて行われます．

　そのため，介護保険によるサービスを利用できるかどうかの決定に用いられる資料である主治医意見書の役割はたいへん重要です．

　介護認定審査会では，医療関係者以外の委員も審査判定を行うことになりますので，なるべく難解な専門用語を用いることは避け，平易にわかりやすく記入することが大事です．

（2）主治医意見書の具体的利用方法

主治医意見書は，介護認定審査会において，主として以下のように用いられます．
① 　第2号被保険者の場合，生活機能低下の直接の原因となっている疾病が特定疾病に該当するか否かの確認
② 　介護の手間がどの程度になるのかの確認
③ 　状態の維持・改善可能性の評価
④ 　認定調査による調査結果の確認・修正
⑤ 　介護サービス計画作成時の利用

（3）記入に際しての留意事項

主治医意見書の記入は，申請者の主治医が行って下さい．
① 　医師本人の記入であることを確認する必要があることから自署である証明
② 　最終診察日
③ 　主治医意見書の作成回数
④ 　他科受診の有無
⑤ 　診断名（現在，罹患している傷病）
⑥ 　症状としての安定性

主治医意見書

記入日　令和　　年　　　月　　　日

申　請　者	（ふりがな）	男・女	〒　　　－
	明・大・昭　　年　　月　　日生（　　歳）		連絡先　（　　　）

上記の申請者に関する意見は以下の通りです.
主治医として，本意見書が介護サービス計画作成に利用されることに　□同意する.　　□同意しない.

医師氏名＿＿＿＿＿＿＿＿＿＿＿＿＿＿＿

医療機関名＿＿＿＿＿＿＿＿＿＿＿＿＿＿＿　　　　　電話　　　　（　　　）

医療機関所在地＿＿＿＿＿＿＿＿＿＿＿＿＿　　　　FAX　　　　（　　　）

（1）最終診察日	令和　　　年　　　　月　　　　日
（2）意見書作成回数	□初回　□2回目以上
（3）他科受診の有無	□有　□無 （有の場合）→□内科 □精神科 □外科 □整形外科 □脳神経外科 □皮膚科 □泌尿器科 □婦人科　　□眼科 □耳鼻咽喉科 □リハビリテーション科 □歯科 □その他（　　　　　　）

1．傷病に関する意見

（1）診断名（特定疾病または生活機能低下の直接の原因となっている傷病名については 1. に記入）および発症年月日

1.＿＿＿＿＿＿＿＿＿＿＿＿＿　　発症年月日　（昭和・平成・令和　　年　　月　　日頃）

2.＿＿＿＿＿＿＿＿＿＿＿＿＿　　発症年月日　（昭和・平成・令和　　年　　月　　日頃）

3.＿＿＿＿＿＿＿＿＿＿＿＿＿　　発症年月日　（昭和・平成・令和　　年　　月　　日頃）

（2）症状としての安定性　　　　□安定　　　□不安定　　　□不明

（「不安定」とした場合，具体的な状況を記入）

（3）生活機能低下の直接の原因となっている傷病名または特定疾病の経過および投薬内容を含む治療内容
〔最近（概ね6ヶ月以内）介護に影響のあったもの，および特定疾病についてはその診断の根拠などについて記入〕

2．特別な医療（過去14日間以内に受けた医療のすべてにチェック）

処置内容	□点滴の管理　　□中心静脈栄養　　□透析　　□ストーマの処置　□酸素療法
	□レスピレーター □気管切開の処置 □疼痛の看護　□経管栄養
特別な対応	□モニター測定（血圧，心拍，酸素飽和度など）　　□褥瘡の処置
失禁への対応	□カテーテル（コンドームカテーテル，留置カテーテル　など）

3．心身の状態に関する意見

（1）日常生活の自立度などについて

・障害高齢者の日常生活自立度（寝たきり度）　　□自立 □J1 □J2 □A1 □A2 □B1 □B2 □C1 □C2

・認知症高齢者の日常生活自立度　　　　　　　　□自立 □Ⅰ □Ⅱa □Ⅱb □Ⅲa □Ⅲb □Ⅳ 　□M

（2）認知症の中核症状（認知症以外の疾患で同様の症状を認める場合を含む）

・短期記憶　　　　　　　　　　　　　　　　□問題なし　　□問題あり

・日常の意思決定を行うための認知能力　　　□自立　　　　□いくらか困難　□見守りが必要　　　　　□判断できない

・自分の意思の伝達能力　　　　　　　　　　□伝えられる　□いくらか困難　□具体的要求に限られる　□伝えられない

（3）認知症の周辺症状（該当する項目全てチェック：認知症以外の疾患で同様の症状を認める場合を含む）

□無　□有 {　□幻視・幻聴 □妄想 □昼夜逆転 □暴言 □暴行 □介護への抵抗 □徘徊
　　　→　□火の不始末 □不潔行為 □異食行動 □性的問題行動 □その他（　　　　　　　　）

（4）その他の精神・神経症状

□無　□有　〔症状名：　　　　　　　　　　　　　専門医受診の有無　□有（　　　　）□無〕

（5）身体の状態

利き腕（□右 □左）　身長 ＝ [　　　] cm 体重 ＝ [　　　] kg（過去6ヶ月の体重の変化　□増加　□維持　□減少）

□四肢欠損　　　　　（部位：　　　　　　　　　　　　　　）

□麻痺　　　　　　　□右上肢（程度：□軽　□中　□重）　□左上肢（程度：□軽　□中　□重）

　　　　　　　　　　□右下肢（程度：□軽　□中　□重）　□左下肢（程度：□軽　□中　□重）

　　　　　　　　　　□その他（部位：　　　　　　　　程度：□軽　□中　□重）

□筋力の低下　　　　（部位：＿＿＿＿＿＿＿＿＿＿＿＿＿＿＿＿＿＿＿程度：□軽　□中　□重）

□関節の拘縮　　　　（部位：＿＿＿＿＿＿＿＿＿＿＿＿＿＿＿＿＿＿＿程度：□軽　□中　□重）

□関節の痛み　　　　（部位：＿＿＿＿＿＿＿＿＿＿＿＿＿＿＿＿＿＿＿程度：□軽　□中　□重）

□失調・不随意運動・上肢　□右　□左　　・下肢　□右　□左　　　　・体幹　□右　□左

□褥瘡　　　　　　　（部位：＿＿＿＿＿＿＿＿＿＿＿＿＿＿＿＿＿＿＿程度：□軽　□中　□重）

□その他の皮膚疾患　（部位：＿＿＿＿＿＿＿＿＿＿＿＿＿＿＿＿＿＿＿程度：□軽　□中　□重）

4．生活機能とサービスに関する意見

（1）移動

屋外歩行　　　　　　　　　□自立　　　　　□介助があればしている　□していない

車いすの使用　　　　　　　□用いていない　□主に自分で操作している　□主に他人が操作している

歩行補助具・装具の使用（複数選択可）□用いていない　□屋外で使用　　　　□他人で使用

（2）栄養・食生活

食事行為　　　　　　　　　□自立ないし何とか自分で食べられる　□全面介助

現在の栄養状態　　　　　　□良好　　　　　　　　　　　　□不良

→ 栄養・食生活上の留意点（　　　　　　　　　　　　　　　　　　）

（3）現在あるかまたは今後発生の可能性の高い状態とその対処方針

□尿失禁 □転倒・骨折 □移動能力の低下 □褥瘡 □心肺機能の低下 □閉じこもり □意欲低下 □徘徊

□低栄養 □摂食・嚥下機能低下 □脱水 □易感染症 □がん等による疼痛 □その他（　　　　）

→ 対処方針（　　　　　　　　　　　　　　　　　　　　　　　　　）

（4）サービス利用による生活機能の維持・改善の見通し

□期待できる　　　　　　　□期待できない　　　　　　□不明

（5）医学的管理の必要性（特に必要性の高いものには下線を引いて下さい。予防給付により提供されるサービスを含みます。）

□訪問診療　　　　　　　　□訪問看護　　　　　　□訪問歯科診療　　　　□訪問薬剤管理指導

□訪問リハビリテーション　□短期入所療養介護　　□訪問歯科衛生指導　　□訪問栄養食事指導

□通所リハビリテーション　□老人保健施設　　　　□介護医療院

□その他の医療系サービス（　　　　　　　　　）　　　　　　　　□特記すべき項目なし

（6）サービス提供時における医学的観点からの留意事項（該当するものを選択するとともに、具体的に記載）

□血圧（　　　　　　　）□摂食（　　　　　　　　）□嚥下（　　　　　　　）

□移動（　　　　　　　）□運動（　　　　　　　　）□その他（　　　　　　）

□特記すべき項目なし

（7）感染症の有無（有の場合は具体的に記入して下さい）

□無　□有（　　　　　　　　　　　　　　　　　　　　　）□不明

5．特記すべき事項

要介護認定および介護サービス計画作成時に必要な医学的なご意見などを記載して下さい。特に、介護に要する手間に影響を及ぼす事項について記載して下さい。なお、専門医等に別途意見を求めた場合はその内容、結果も記載して下さい。（情報提供書や障害者手帳の申請に用いる診断書等の写しを添付して頂いても結構です。）

6章　章末学科問題

問1　次の文章に関して正しいものには○を，誤っているものには×を付けなさい．

（1）　個人情報保護法の施行前から所有している個人情報は法律の対象に含まれない．

（2）　診療録は，医師の個人情報にもなるため，診療録の一部又は全部を患者に開示しないことができる．

（3）　「個人情報」とは，生存する個人に関する情報であり，当該情報に含まれる氏名生年月日，その他の記述等により特定の個人を識別することができるものをいう．

（4）　利用目的の公表に当たり，診療録，看護記録，ケアプラン等の書類の種類ごとに利用目的を特定して公表しなければならない．

（5）　民間保険会社等から医療機関に対して，患者の治療結果等に関する照会があった際，民間保険会社等が患者本人から取得した「同意書」を提示した場合は，回答に当たり，本人の同意が得られていると判断してよい．

（6）　大規模災害等で医療機関に非常に多数の傷病者が一時に搬送され，家族等からの問い合わせに迅速に対応するためには，あらかじめ本人の同意を得ないで個人情報を取り扱うことができる．

（7）　個人情報をコンピュータに入力するに当たり，入力者の記録を保存する必要はない．

（8）　個人情報保護法第15条にいう，特定した利用目的は，院内掲示等により公表することだけでは不十分である．

問2　次の個人情報保護に関する文章のうち**誤っているもの**を一つ選びなさい．

①　個人情報の取扱いに関する苦情の申出に適切に対応するため，苦情受付窓口を設置し，苦情処理マニュアル等を作成する等，必要な体制を整備しなければならない．

②　親の同意なく，十分な判断能力を有していない子どもから家族の個人情報を取得してはならない．

③　不要となった個人データを廃棄する場合，焼却や溶解等，個人データを復元不可能な形にして廃棄してはいけない．

④　職場の上司等から，社員の病状に関する問合せがあった場合，患者の同意を得ずに患者の回復の見込みを回答してはならない．

問3 次の個人情報保護法における文章の正誤について正しい組合せを一つ選びなさい.

A. 死者の情報は原則として個人情報とならないが, 遺族から診療経過, 診療情報等の諸記録について照会が行われた場合, 患者の生前の意思, 名誉等を十分に尊重しつつ, 特段の配慮が求められる.

B. 個人情報の利用目的を本人に通知し, 又は公表することで第三者の権利利益を害する恐れがある場合, 個人情報の取得に際する利用目的の通知をしないことができる.

C. 児童の治療に教職員が付き添ってきた場合, 本人と教職員を同席させ, 治療内容等について説明を行ってはならない.

D. 個人情報取扱事業者は, 利用目的の達成に必要な範囲内において, 個人データを正確かつ最新の内容に保つよう努めなければならない.

	A	B	C	D
①	正	誤	誤	正
②	正	正	誤	正
③	誤	正	誤	正
④	正	誤	正	誤

問4 次の文章に関して正しいものには○を, 誤っているものには×を付けなさい.

（1） ビジネス文書及び論文などでは, 過程よりも結果が重視されるため, 結論を先に書くことが望ましい.

（2） 「煙草を禁煙して3年になる.」という文章は正しい.

（3） 文末に注釈の丸カッコ（）を使うときには, 丸カッコの前に句点を打つ.

（4） 「東京ではゴミが, 増え続けておりゴミ処理場が, 手狭になった.」という文章は誤りがある.

（5） 文書の要約をするときは, 元の文書にある内容の繰り返しは, 一つの文にまとめる.

問5 次の紹介状の書き方に関する説明のうち, 正しいものの組合せを一つ選びなさい.

A. 紹介状は, 他の医療機関や医師等への依頼書でもあるため, 時候の挨拶はきちんと書くことが望ましい.

B. 患者が実際に紹介先医療機関を受診したか否かは把握しなくてもよい.

C. 紹介元の連絡先を明記し, 紹介先から照会・要請に迅速に対応できるようにする.

D. 紹介状の複写等の控えはカルテに添付するなどして必ず保管する.

① A・C   ② B・C   ③ A・D   ④ C・D

問6　基本的な文法技術について，正しいものの組合せを一つ選びなさい．

A. 句点とは，文章を読みやすくするために，打つものである．

B. 読点とは，文章の終わりに打つ．

C. 「花が咲く」は，花が主語で，咲くが述語である．

D. 主語と述語の間に，あまり修飾語はつけない方がよい．

①　A・D　　②　C・D　　③　B・C　　④　A・B

問7　要約の注意点について，正しいものの組合せを一つ選びなさい．

A. 考えや意見は，残さず無視してよい．

B. 内容の繰り返しは，一つの文にまとめる．

C. 文章の要約は，目次からつくるのも一つの方法である．

D. 複雑な文は，三つの文に分けてから考える．

①　A・D　　②　C・D　　③　B・C　　④　A・B

問8　語彙について，正しいものの組合せを一つ選びなさい．

A. 語彙とは，患者の病状詳記等において使われる総体のことをいう．

B. 理解語彙とは，見聞きして意味がわかる言葉の集まりをいう．

C. 使用語彙とは，医師が使うことのできる言葉の集まりをいう．

D. 理解語彙の方が，使用語彙よりも範囲が狭くなる．

①　A・B　　②　C・D　　③　B・C　　④　B・D

問9　文書の構成について，正しいものの組合せを一つ選びなさい．

A. 主語と述語が対応している．

B. 助詞の使い方は，誤っていても敬語であればよい．

C. 常体とは，「〜だ.」「〜である.」「〜た.」等で終わる文体のことである．

D. 敬体とは，「〜です.」「〜ました.」で終わる文体のことである．

①　A・C　　②　C・D　　③　A・C・D　　④　D

問10　次の慣用句とその意味が正しいものの組合せを選びなさい．

	慣用句	意　味
①	輪をかける	必定以上にあれこれ考えること
②	あげあしを取る	相手の弱みを見透かすこと
③	くちばしが黄色い	若くて未熟なこと
④	かぶとを脱ぐ	負担となっていた義務や責任がなくなること

巻末実技問題

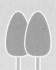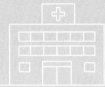

✏✏✏ Lesson1　西川　泉 ✏✏✏

問．次の診療録をもとに，【紹介状】と【診療情報提供書】を作成しなさい．

　　【紹介状】は，阿部クリニックから越後記念病院へ提出するものを作成し，【診療情報提供書】は，越後記念病院から阿部クリニックへ提出するものをそれぞれ作成しなさい．

医療機関情報 A

　　医療機関名　　　　：阿部クリニック
　　医療機関住所　　　：東京都○○区△△ 1 - 2 - 3
　　医療機関電話番号：03 - ×××× - ××××
　　医師名　　　　　　：島田　学 / 整形外科

医療機関情報 B

　　医療機関名　　　　：越後記念病院
　　医療機関住所　　　：東京都○○区△△ 9 - 8 - 7
　　医療機関電話番号：03 - ×××× - ××××
　　医師名　　　　　　：前田　高弘 / 整形外科

患者情報

継続療養証明書 被保険者証 受給資格者証明書	有効期限　年　月　日		ふりがな　にしかわ　いずみ		女	船舶所有者 事業所所有	所在地							
	記号　　めら C654		氏名	西川　泉			名称							
	番号　　　715	受診者	生年月日	S＊年　11月　21日生		保険者	所在地							
被保険者氏名			住所				名称							
資格取得	昭和平成令和　年　月　日		職業　主婦	被保険者との続柄　家族			番号	3	1	1	3	6	8	1	4

公費負担者番号					
公費負担医療の受給者番号					

公費負担者番号					
公費負担医療の受給者番号					

診療録（抜粋）

阿部クリニックでの診療録

病状詳記	処方・手術・処置等
令和＊年5月13日 年齢：79歳 来院時主訴：左手関節痛 ＜医師から連絡された病名情報＞ 　入院の契機病名 　　：左橈骨遠位端骨折 　副病名 　　：Ⅱ型糖尿病、骨粗鬆症 　現病歴 　　：帰宅途中に自転車を押して歩いていた際に転倒。 　　　転倒時に左手を着き受傷。変形・腫脹あり。 　　　救急要請し阿部クリニックの救急外来に搬送された。 　　　画像診断で左橈骨遠位端骨折と診断する。 　　　また、転位、腫脹変形を認めたため、越後記念病院へ 　　　観血的手術を目的とする入院及び加療で紹介する。 　既往歴 　　：45歳　　胆嚢摘出術 　　　63歳頃　骨粗鬆症（ボナロン内服中）※閉経後	

越後記念病院での診療録

病状詳記	処方・手術・処置等
令和＊年5月14日 年齢79歳 【入院の概要】 　昨日、阿部クリニックより紹介状持参で来院。 　阿部クリニックにて左橈骨遠位端骨折と診断されたため、 　本院へ来院。 　転位、腫脹変形を認めたため、観血的手術を目的で入院・ 　加療を予定。 　入院期間は14日を目安とする。 令和＊年5月15日～29日 【入院の経過】 　疼痛は自制的であった。 　周術期の糖尿病コントロールの依頼のため、内分泌内科 　を受診。 　HbA1c：6.6-6.7、eGFR：50程度とその他の合併症もな 　く、血糖は手術時のインスリン管理で問題なしと判断し 　た。 　入院から7日目に全身麻酔下で観血的整復固定術を施行 　した。 　固定制良好で外固定なく、術後2日目から作業療法プロ 　グラム（関節可動域改善のために行われる理学療法）を 　実施し、その後、順調に経過回復し、退院となる。 　また、今後の継続療法（作業療法プログラム）を阿部ク 　リニックにて実施するため、診療情報提供書を交付する。	

✐✐✐ Lesson2　松本　孝之 ✐✐✐

問．次の医師と患者の会話から【電子カルテ】・【診断書】及び【診療情報提供書】を作成しなさい．

医療機関情報 A

　医療機関名　　　：松島クリニック

　医療機関住所　　：東京都○○区△△ 1 - 23

　医療機関電話番号：03 - ××××-××××

　医師氏名　　　　：中川　信也 / 内科

　代行入力者　　　：小池　裕子

医療機関情報 B

　医療機関名　　　：古谷大学病院

　医療機関住所　　：東京都○○区△△ 19

　医療機関電話番号：03 - ××××-××××

　医師氏名　　　　：桜井　真（教授）/ 消化器内科

患者情報

継続 被保険者証明書 療養受給者証 資格証明書	受給資格証明書 被保険者証	有効期限　　年　　月　　日		ふりがな	まつもと　たかゆき		男	者事業所有 船舶所有	所在地		
		記号	69	氏名	松本　孝之				名称		
		番号	9267	受診者	生年月日	S＊年　6 月　25 日生			所在地		
被保険者氏名					住所	東京都○○区△△1-22-3-404 TEL　03-××××-××××		保険者	名称	○○健康保険組合	
資格取得		昭和 平成 令和 ＊年 4 月 1 日			職業	会社員	被保険者との続柄　本人		番号	0 6 1 3 2 7 1 3	

公費負担者番号	¦ ¦ ¦ ¦ ¦ ¦ ¦
公費負担医療の受給者番号	¦ ¦ ¦ ¦ ¦ ¦

公費負担者番号	¦ ¦ ¦ ¦ ¦ ¦ ¦
公費負担医療の受給者番号	¦ ¦ ¦ ¦ ¦ ¦

病名

　・Ⅱ型糖尿病（主病，開始：平成＊年 9 月 25 日）

　・急性胃腸炎

　・急性肝炎

患者氏名：松本　孝之（60歳）

【令和＊年7月8日　11：40】

 次の患者さんは，松本　孝之さん，＊歳です．平成＊年からⅡ型糖尿病で継続通院中の方です．

 わかりました．松本さん，どうぞ～．

 よろしくお願いします．

 お加減はどうですか．お変わりありませんか？

 昨夜から，お腹が痛いんですが．

 他の症状はありますか．たとえば，嘔吐や下痢はいかがですか？

 吐き気は治まりましたが，下痢はまだ続いています．

 そうですか．便に血が混じっているということはありませんか？

 いいえ．血は混じっていません．でも水のような便です．

 水のような便ですか．何か原因として思い当たる節はありませんか？

 昨夜，生ガキを食べました．もしかしたら，それでしょうか？

 なるほど，生ガキですか．それでは，診てみましょう．

診察所見　　・BT（体温）：37.8℃

　　　　　　・BP（血圧）：105/60

　　　　　　・腹部自発痛及び圧痛あり／腸雑音：亢進

松本さんは確か糖尿病で通院していますよね．血糖値を計っておきましょう．
それから，便の検査をして，レントゲンを撮りましょう．

検査の結果　・随時血糖値：145 mg/dl
　　　　　　　（BS）
　　　　　　・糞便検査（S-M同定，S-同定，S-感受性）：結果は後日
　　　　　　・レントゲン：単純撮影（アナログ）　大角2枚　立位，臥位

検査の結果をみると，軽度の急性胃腸炎と思われます．下痢の時は，水分を充分に摂る
ように心がけて下さい．また，急性胃腸炎の場合，病原体の多くは体外に出ても長時間
生存しますから，用を足した後は，よく手を洗ってください．また，トイレや衣服を漂
白剤で殺菌するようにして下さい．今日,内服薬を出しますが,お薬は飲めそうですか？

はい．飲めると思います．

あと，糖尿病のお薬は，食事が摂れるようになるまでやめましょう．運動も控えるよう
にして下さい．

わかりました．ありがとうございました．

はい．お大事に．

投薬は下記をオーダーする．
・セフゾンカプセル　100 mg　3C
・セルベックスカプセル　50 mg　3C
・ビオフェルミンR散　3g　分3（毎食後）×4TD

【令和＊年7月15日　10：30】

腹痛は治まりましたか？

はい．おかげさまで．ですが，体がだるいんです．

食事は食べられますか？

いいえ. まともに食べていません.

 そうですか. では, 糖尿病のお薬も飲めていませんか？

 はい. 前回の診察以来飲んでいません.

 では, 診てみましょう.
胃腸炎は改善されているようですね. 先日食べたカキによって肝炎を起こしている場合もあるので, 検査をしてみましょう.

検査実施項目 ・尿検査（糖, 蛋白, ケトン）試験紙法
・末梢血液一般, HbA1c
 ：AST, ALT, LD, γ-GTP, T-Bil, HDL-cho, LDL-cho, BS, CRP 定性

 お疲れ様です. 糖尿病の血糖値のコントロールはできているようですね. この調子で生活療養を続けて下さい. 肝炎の検査の結果は, 午後に出ますから, またお越しいただけますか？

 はい. 大丈夫です.

 今回の診察結果はどのようにしましょうか？

 検査結果による便培養は O-1, セフゾンは感受性あり. 身体所見上は特に異常なし.

【同日 17：00】

 先生, どうでしたか？

 結果から申し上げますと急性肝炎ですね.

 急性肝炎ですか！？

既往症・原因・主要症状・経過等	処方・手術・処置等
令和＊年7月8日 ：AM0:57　血圧が徐々に低下する。 　AM1:20　非開胸的心マッサージを開始する。 　AM1:30　死亡を確認 　　　　　（非開胸的心マッサージ終了） 　遺族の承諾を得て、病理解剖を施行。 最終病理診断 　Ⅰ．心筋梗塞 　Ⅱ．循環障害性障害 　Ⅲ．脂肪肝 　　　（門脈域を中心として軽度線維化を伴う） 　Ⅳ．食道潰瘍 　Ⅴ．十二指腸潰瘍 　Ⅵ．局所性リンパ球性甲状腺 病理解剖 ：左冠状動脈の支配領域にあたり前壁、中隔、後壁に貫壁 　性の広範な出血性梗塞を認めた。 　組織学には、出血性梗塞を呈する急性心筋梗塞であり、 　一部に好中球湿潤も伴っていた。 　ステント留置後の左前下行枝を含む冠状動脈に閉塞は見 　られない。 　諸臓器には循環不全によるうっ血が見られた。 　食道には逆流性食道炎が矛盾しないECJ部での潰瘍に 　加え、多発性食道潰瘍が見られた。 　肥満に伴う肝脂肪が見られ、門脈域を中心とした軽度の 　線維化が認められた。 評価 ：患者は死亡3日前から嘔吐を繰り返し、この時点で狭心 　症、若しくは心筋梗塞を発症していたものと考える。	
病院 施設概要 所在地：東京都○○区 ××2-8-4 名称：東京中央大学病院 医師：三島　英一／消化器科 一般病院（220床）内科 平均在院日数　18日 10対1入院基本料（看護比率70％）	

✐✎✐ Lesson4　太田　雄介 ✎✐✎

問．次の診療録から，【電子カルテ】・【紹介状】・【入院診療計画書】及び【検査手術同意書】の
　四つを作成しなさい．

　※【電子カルテ】は品川大学医学部附属病院でのものとする．

紹介元医療機関情報

　医療機関名　　　　：東京メディカルセンター

　医療機関住所　　　：東京都〇〇区△△ 1 - 13

　医療機関電話番号：03 - ××××-××××

　医師氏名　　　　　：田端　順

紹介先医療機関情報

　医療機関名　　　　：品川大学医学部附属病院

　医療機関住所　　　：東京都〇〇区△△ 1 - 7 - 3

　医療機関電話番号：03 - ××××-××××

　医師氏名　　　　　：山田　明（教授）／泌尿器科

　代行入力者　　　　：大宮　京子

東京メディカルセンターでの診療録

診　療　録

過敏症	有 無						

公費負担者番号					
公費負担医療の受給者番号					

保　険　者　番　号	0	6	2	7	3	9	8	7

被保険者手帳	記号・番号	159・931
	有効期限	R＊年　3月31日

受診者	氏　名	太田　雄介
	生年月日	明大昭平令　＊年　1月　14日　男・女
	住　所	東京都○○区△△3-9-503 電話：03-×××× -××××
	職　業	会社員　被保険者との続柄　本人

被保険者氏名	太田　雄介
資　格　取　得	昭・平　＊年10月　1日

事業所（所有者船舶）	所在地	
	名　称	

保険者	所在地	（省略）
	名　称	○○健康保険組合

傷　病　明　名	職務	開　始	終　了	転　帰	期間満了予定日
膀胱癌	上・外	R＊年3月9日	年　月　日	治ゆ・死亡・中止	年　月　日
	上・外	年　月　日	年　月　日	治ゆ・死亡・中止	年　月　日
	上・外	年　月　日	年　月　日	治ゆ・死亡・中止	年　月　日
	上・外	年　月　日	年　月　日	治ゆ・死亡・中止	年　月　日

既往症・原因・主要症状・経過等	処方・手術・処置等
令和＊年3月9日 ・3日前の3月6日から血尿が出るようになり、排尿痛を伴うため当院へ受診に訪れた。 ・尿検査による尿細胞診及び超音波検査を実施する。肉眼的血尿を確認したため、内視鏡検査を行い腫瘍を発見した。そこで、バイオプシー及び排泄性腎盂造影を実施した。 ・検査の結果、膀胱癌と診断。表在性か湿潤性かは不明。また、他臓器への転移も不明。 ・当院では、治療は不可能なため、品川大学医学部附属病院への紹介状を記載し、交付する。	

品川大学医学部附属病院での診療録

<table>
<tr><td rowspan="2">過敏症</td><td>有</td><td colspan="4" rowspan="2" style="text-align:center">診　療　録</td><td colspan="9"></td></tr>
<tr><td>無</td><td colspan="9"></td></tr>
</table>

過敏症	有 無	診　療　録			

公費負担者番号					保　険　者　番　号	0 6 2 7	3 9 8 7		
公費負担医療の受給者番号					被保険者手帳証	記号・番号	159・931		
						有効期限	R＊年　3月31日		

受診者	氏　名	太田　雄介	被保険者氏名	太田　雄介
	生年月日	明大昭平令　＊年　1月　14日　男・女	資格取得	昭・平　＊年10月　1日
	住　所	東京都○○区△△3-9-503　電話：03-××××-××××	事業所（所有者船舶）　所在地	
			名称	
	職　業	会社員　被保険者との続柄　本人	保険者　所在地	（省略）
			名称	○○健康保険組合

傷　病　明　名	職務	開　始	終　了	転　帰	期間満了予定日
膀胱癌	上・外	R＊年3月 9日	年 月 日	治ゆ・死亡・中止	年 月 日
術中高血圧症	上・外	R＊年4月 7日	年 月 日	治ゆ・死亡・中止	年 月 日
	上・外	年 月 日	年 月 日	治ゆ・死亡・中止	年 月 日
	上・外	年 月 日	年 月 日	治ゆ・死亡・中止	年 月 日

既往症・原因・主要症状・経過等	処方・手術・処置等

4月6日

3月9日東京メディカルセンターにおいて膀胱癌と診断され、品川大学医学部附属大学病院山田教授を紹介。3月10日に当院を受診し、本日、手術目的にて入院（**紹介状添付**）。

・外来で実施した入院前検査では、特に問題なし。

・CT所見（放射線科医レポート）：表在性と考えられ、湿潤・転移は明らかでない。

・入院期間は6日間を予定。

・看護師、管理栄養士等と共同して**入院診療計画**及び栄養管理計画を策定し、本人に**文書を交付**して説明の上、**手術同意書**を貰い、併せて、薬剤師から薬剤管理指導を行う。

※治療に伴う合併症についての説明※
早期合併症

・出血　膀胱の手術は失血が多く、自己血を用意するが、時に他人からの輸血を要することがある。

・感染　細菌によるものの症状は、発熱から創部感染、肺炎、腹膜炎、敗血症という重症のものまであり、傷が開くと再縫合が必要なこともある。

・肺血栓塞栓症（エコノミークラス症候群）：重症例では死に直結するような怖い合併症予防として弾力ストッキングと足に血栓予防装置。

・尿失禁（新膀胱の方）
術直後は必発。骨盤底筋運動で1年後には90％以上の人が回復する。しかし失禁が持続する人もいる。ペニスクレンメという装具を使用することもある。また、夜間の失禁は、将来的に続くため予防の為トイレに夜中起きなければならない。

・リンパ漏　ドレーンからのリンパ液の排出が多い時は、チューブを抜くのに時間がかかることがある。

既往症・原因・主要症状・経過等	処方・手術・処置等
・腸閉塞　この手術の大きな合併症では最も頻度の高いものである。絶食だけで治癒するものから、腸へのチューブの挿入の必要なもの、再手術の必要なものと重症度も様々である。時に人工肛門が一時的に必要になる。内視鏡検査予定。 ・直腸損傷　膀胱・前立腺と直腸との癒着が強かったり、癌の浸潤があると起こることがある。稀だが、一時的に人工肛門が必要なこともある。 ・再手術　ごく稀だが、腸閉塞、後出血や尿道カテーテルトラブルにより緊急手術となることがある。 **後期合併症** ・尿道狭窄（新膀胱）　尿が出にくくなる。狭くなった箇所を拡げる処置・手術が必要である。 ・リンパ浮腫・リンパ管炎　術後、足がむくんだり、炎症が起こる。 ・アシドーシス　血液が酸性になり、それに伴う骨粗鬆症、全身倦怠感。 4月7日 ・朝より絶食 ・経尿道的膀胱腫瘍切除術施行 　術中血圧上昇、降圧剤を使用し始める。 ・15時30分帰室 　BP154/96mmHg、P78、BT36.7℃、 　意識清明 ・術後検査結果　特に異常なし 　術後X-P所見（放射線科医レポート） 　胸部・腹部ともに特に異常なし。 4月8日 ・全身状態良好、意識清明 ・午前10時　血尿強く尿道留置カテーテルが詰まり気味。膀胱洗浄にて少量の凝血が排出され、その後洗浄はスムーズ、クリアとなる。 ・硬膜外精密持続注入は午後8時で終了、抜去。 ・術後回診；呼吸、循環、疼痛に関して問題なし。 　　　　　　　　　　　　　　　（麻酔医：柴田） 4月9日 ・尿の流出良好、血尿なし。全身状態問題なし。 ・夕より食事開始、歩行可 4月10日 ・全身状態良好 ・尿道留置カテーテル抜去 4月11日 ・全身状態良好 ・昼食後、退院	4月7日 ・膀胱悪性腫瘍手術（経尿道的） 　閉鎖循環式全身麻酔、硬膜外麻酔（腰部）併用 　（13：30 ～ 15：00） 　　　　　　　　　　　　　　（麻酔医：柴田）

✎✎✎ Lesson5 橋田 聡 ✎✎✎

問．医師と患者の会話を読み，【電子カルテ】を作成しなさい．

医療機関情報

　医療機関名　　　：菊川クリニック
　医療機関住所　　：東京都○○区△△ 4 - 48 - 23
　医療機関電話番号：03 - ××××-××××
　医師氏名　　　　：松沢　大介
　代行入力者　　　：藤崎　美由紀

患者情報

継続療養証明書 被保険者証 受給資格証明書	有効期限	年　月　日		ふりがな	はしだ　さとし	男	船舶所有者 事業所	所在地	
	記号	最裁書		氏名	橋田　聡			名称	
	番号	01-27	受診者	生年月日	S＊年　3月　10日生		保険者	所在地	
被保険者氏名				住所	東京都○○区△△1-18-21 TEL　03-××××-××××			名称	○○共済組合
資格取得	昭和平成令和	年　月　日		職業	公務員	被保険者との続柄 本人		番号	3 1 1 3 1 3 7 8

公費負担者番号	: : : : :
公費負担医療の受給者番号	: : : : : :

公費負担者番号	: : : : :
公費負担医療の受給者番号	: : : : : :

患者氏名：橋田 聡（58歳）

【令和＊年 11 月 10 日　9：30】

 次の患者さんは？

 はい．橋田 聡さん，58 歳．今回が初めての来院です．

 わかりました．橋田 聡さん，どうぞお入り下さい．

 よろしくお願い致します．

 どうぞお掛け下さい．　今日は，どうなさいましたか？

 2，3 日前から排尿時に痛みを感じるんですが．

 そうですか．他に痛みはありますか？

 お腹の下のほうにも痛みを感じます．

 尿は頻繁に出ますか？

 そうですね．トイレに行く回数は増えています．
それと，毎回，残尿感があるんです．

 そうですか．では，尿検査と血液検査をしますので，処置室でお待ちください．

実施検査項目　　　・尿中一般検査

　　　　　　　　　・尿細菌塗抹，培養同定検査

　　　　　　　　　・BSR，末梢血液一般検査

検査結果　　　　　・尿濁（＋）

　　　　　　　　　・病名は，急性膀胱炎 / 前立腺肥大症と診断

お待たせしました．検査の結果をみました．どうやら，急性膀胱炎のようです．
それと，前立腺肥大症の症状も出ていますね．
もう少し詳しい検査をしたいのですが，明日の朝にお越し頂けますか？

 はい．

 それでは，明日の午前 9 時に膀胱のレントゲンを撮ります．
お薬を出しておきますから，飲んでくださいね．
それと，水分は充分に摂るように．

 はい．わかりました．

 今日は以上です．お大事に．

 ありがとうございました．

 投薬は，下記をオーダーする．
・ケフレックスカプセル 250 mg（4 カプセル /1 日分）
　毎食後及び就寝前に服用
・バクタ配合錠 1 錠，夕食後服用（1 日分）

【翌日 9：00】
実施検査項目　　　　　・尿道単純 X-P，フィルムは 4 ツ切り 1 枚

 橋田さんの検査の結果は届いてる？

 はい．

 なるほど，大腸菌が陽性で，前立腺肥大症 I 期だね．
それでは，橋田さんを呼んで下さい．

 橋田さん．診察室にお入り下さい．

お待たせ致しました．こちらへどうぞ．

 先生，どうでしたか．

 膀胱炎は心配ないですね．しかし，前立腺肥大症はⅠ期で，まだ初期の段階です．ですが，これから進行すると治療が必要になるので注意が必要になります．今回は１週間分のお薬を出しておきましょう．

 わかりました．日常生活で何か気をつけることはありますか？

 そうですね．大きく分けて四つあります．一つめはオシッコを我慢しない．二つめに体を冷やさない．三つめは，適度な運動をする．最後は，便秘に気を付けることですね．

 わかりました．気を付けるようにします．ありがとうございました．

 投薬は，下記をオーダーする．
・ケフレックスカプセル 250 mg（4 カプセル /7 日分）
　毎食後及び就寝前に服用
・バクタ配合錠 1 錠（7 日分）
　夕食後に服用

章末学科問題
巻末実技問題
解答・解説

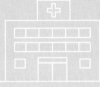

◎◎◎ 章末学科問題　解答・解説 ◎◎◎

1章　章末学科問題　解答・解説

問1

(1) 解答：×

解説：「病院」とは医師又は歯科医師が，公衆又は特定多数人のため医業又は歯科医業を行う場所であって，**20人以上**の患者を入院させるための施設を有するものをいいます．

(2) 解答：○

解説：その通りです．診療録の記載事項は，医師法施行規則第23条に規定されています．

(3) 解答：○

解説：医師法第19条第1項より，診療に従事する医師は，診察治療の求があった場合には，正当な事由がなければ，これを拒んではなりません．しかし，医師が不在又は病気で，事実上診療が不可能であれば，正当な事由に当たり，診療の求めを拒むことができます．

(4) 解答：×

解説：三類感染症及び四類感染症の患者を診断したとき，医師は，直ちにその者の年齢，性別その他厚生労働省令で定める事項を，最寄りの保健所長を経由して都道府県知事に届け出なければなりません．

(5) 解答：×

解説：居宅における療養上の管理及びその療養に伴う世話その他の看護も生活保護法第15条に規定される医療扶助として含まれています．

(6) 解答：×

解説：高齢者の医療の確保に関する法律第51条第1項により，生活保護法による保護を受けている世帯に属する者は，後期高齢者医療広域連合が行う後期高齢者医療の被保険者としません．

(7) 解答：×

解説：主治医意見書の様式等は，全国で一律のものを使用します．

(8) 解答：×

解説：介護保険法第9条より，市町村の区域内に住所を有する65歳以上の者あるいは40歳以上65歳未満の医療保険加入者を介護保険の被保険者とします．

(9) 解答：○

解説：医療法施行規則第1条の9により，医療法第6条の5第4項及び第6条の7第3項の規定による広告の内容及び方法の基準として定められています．

(10) 解答：○

解説：医師法第20条により，医師は，自ら診察しないで治療をし，若しくは診断書若しくは処方せんを交付し，自ら出産に立ち会わないで出生証明書若しくは死産

証書を交付し，又は自ら検案をしないで検案書を交付してはなりません．

解答：①

解説：②「痘そう」は一類感染症です．

　　　③「コレラ」は三類感染症です．

　　　④「ボツリヌス症」は四類感染症であり，「細菌性赤痢」は三類感染症です．

問 3

解答：①

解説：C.　老人福祉法第 3 条第 1 項により，老人は，老齢に伴って生ずる心身の変化を自覚して，常に心身の健康を保持し，又は，その知識と経験を活用して，社会的活動に参加するように努めるものとします．

　　　D.　老人福祉法第 5 条第 2 項により，老人の日は 9 月 15 日とし，老人週間は同日から同月 21 日までとします．

問 4

解答：③

解説：③保健師助産師看護師法第 5 条より，「准看護師」とは，都道府県知事の免許を受けて，医師，歯科医師又は看護師の指示を受けて，傷病者若しくはじょく婦に対する療養上の世話又は診療の補助を業とする者をいいます．

2 章　章末学科問題　解答・解説

問 1

（1）　解答：○

　　　解説：健康保険法第 38 条において，船員保険の被保険者となったとき，任意継続被保険者の資格を喪失します．

（2）　解答：×

　　　解説：国民健康保険法第 2 条において，国民健康保険は，被保険者の疾病，負傷，出産又は**死亡**に関して必要な保険給付を行うものとします．

（3）　解答：×

　　　解説：保険医療機関及び保険医療養担当規則第 2 条の 5 において，保険医療機関は，保険医の行う処方せんの交付に関し，患者に対して特定の保険薬局において調剤を受けるべき旨の指示等を行うことの対償として，保険薬局から金品その他の財産上の利益を収受してはなりません．

（4）　解答：×

　　　解説：保険医療機関及び保険医療養担当規則第 5 条の 2 において，保険医療機関は，前条の規定により患者から費用の支払を受けるときは，正当な理由がない限り，個別の費用ごとに区分して記載した領収証を無償で交付しなければなりません．

（5）　解答：○

解説：保険医療機関及び保険医療養担当規則第20条において，投薬量は，予見することができる必要期間に従ったものでなければならないこととし，厚生労働大臣が定める内服薬及び外用薬については当該厚生労働大臣が定める内服薬及び外用薬ごとに1回14日分，30日分又は90日分を限度とします．

問 2

解答：④

解説：健康保険の保険者番号は，法別番号2桁，都道府県番号2桁，保険者番号3桁，検証番号1桁，計8桁の算用数字を組み合わせたものとします．当該問題における選択肢C.の日雇特例被保険者番号は，一般療養が「03」，特定療養が「04」を法別番号として始まる8桁です．

3章　章末学科問題　解答・解説

問 1

解答：①

問 2

解答：③

4章　章末学科問題　解答・解説

問

解答：①

5章　章末学科問題　解答・解説

問 1

解答：①

解説：A.　記載が義務付けられているのは，医師法，医師法施行規則，療養担当規則です．

C.　「診療記録等」とは，医療従事者が作成・記載する診療録，看護記録，処方内容及び医療保険制度上適切な記載が必要とされる書類のことを指すことが多いです．

問 2

解答：①

解説：B.　病名，主要症状は必ず記載しなければなりません．

問 3

解答：①

解説：A.　患者や家族に対する説明内容は**正確**に記載します．

B.　患者の訴えや不満等の内容は正確に記載し，記載者の主観は入れません．

問 4

解答：④

解説：B.　「AMI」は急性心筋梗塞の略語です．

C. 「HT」は高血圧症の略語です.

6章　章末学科問題　解答・解説

問1

(1) 解答：×

解説：個人情報の取得時期に関わらず，医療・介護関係事業者において保有している個人情報はすべて，法の全面施行とともに個人情報保護法の対象となります. なお，法令で規定される保存期間を経過した診療録等についても，個人情報保護法の対象となります.

(2) 解答：×

解説：診療録に記載されている情報の中には，患者と医師等双方の個人情報という二面性を持っている部分があります. しかし，診療録全体が患者の保有個人データであることから，患者本人から開示請求がある場合，二面性を理由に，診療録の全部又は一部を開示しないことはできません.

(3) 解答：○

解説：その通りです. また，「個人に関する情報」とは，氏名，性別，生年月日等個人を識別する情報に限らず，個人の身体，財産，職種，肩書等の属性に関して，事実，判断，評価を表すすべての情報であり，評価情報，公刊物等により公にされている情報や，映像，音声による情報も含まれます.

(4) 解答：×

解説：個人情報保護法では，医療・介護関係事業者が個人情報を取り扱うに当たり，利用目的を特定することとされます. しかし，通常必要な利用目的を特定することとされており，書類の種類ごとに利用目的を特定するものではありません.

(5) 解答：×

解説：個人データの第三者提供に当たっては，個人データを保有し，第三者提供を行う個人情報取扱事業者である医療機関が，本人の同意を得る必要があります. このため，民間保険会社から照会があった際に，本人の「同意書」を提出した場合であっても，医療機関は，当該同意書の内容について本人の意思を確認する必要があります.

(6) 解答：○

解説：その通りです. この場合，個人情報保護法第18条第3項に掲げる利用目的による制限定の例外に該当するため，あらかじめ本人の同意を得ないで，特定された利用目的の達成に必要な範囲を超えた個人情報の取扱いが可能となります.

(7) 解答：○

解説：個人情報保護法令及びガイドラインにおいては，個人情報の入力者を記録しておくことは求めていません. しかし，医療・介護関係事業者において，安全管理措置の一環として入力者の記録が必要と判断する場合には，当該記録を保存す

ることも考えられます.

(8)　解答：○

解説：特定した利用目的を院内掲示等により公表する場合，単に公表しておくだけでなく，患者・利用者等が十分理解できるよう受付時に注意を促したり，必要に応じて受付時に改めて説明を行ったりするほか，患者・利用者等の希望があれば詳細な説明や当該内容を記載した書面の交付を行う等，個々の患者のニーズに適切に対応していくことが求められます.

問2

解答：③

解説：② その通りです．ただし，当該子どもの診療上，家族等の個人情報の取得が必要な場合で，当該家族等から個人情報を取得することが困難な場合はこの限りではありません.

③ 誤りです．個人情報保護法第20条の規定により，医療・介護関係事業者は，その取り扱う個人データの漏えい，滅失又はき損の防止その他の個人データの安全管理のため，組織的，人的，物理的，及び技術的安全管理措置を講じなければなりません.そのため，不要となった個人データを廃棄する場合には，個人データを**復元不可能**な形にして廃棄します.

④ その通りです．個人情報保護法第23条の規定により，医療・介護関係事業者は，あらかじめ本人の同意を得ないで，個人データを第三者に提供してはならず，職場からの照会がある場合は，本人の同意を得る必要があります.

問3

解答：②

解説：C.　家族等への病状説明等

病態等について，本人と家族等に対し同時に説明を行う場合，明示的に本人の同意を得なくても，その本人と同時に説明を受ける家族等に対する診療情報の提供について，本人の同意が得られたものと考えます．同様に，児童・生徒の治療に教職員が付き添ってきた場合，児童・生徒本人が教職員の同席を拒まなければ，本人と教職員を同席させ，治療内容等について説明を行うことができます.

問4

(1)　解答：○

解説：ビジネス文書は通常，結論を先に書きます．くどくどと説明を書き，最後になって要旨が読み取れるような文章は，受け取った側に対する配慮に欠け，説明する気持ちが感じられない文章になってしまいます.

(2)　解答：×

解説：「煙草を禁煙する」という表現は，同じ意味の言葉を重ねているため，誤った表現となります．正しくは，「禁煙してもう3年になる.」です.

(3)　解答：×

解説：文末に注釈の丸カッコ（）を使うときには，丸カッコの**後**に句点を打ちます．

(4)　解答：○

解説：読点は，文と文を分けるところに打ちます．したがって，正しくは「東京ではごみが増え続けており，ゴミ処理場が手狭になった．」です．

(5)　解答：○

解説：要約するうえで不必要な情報というのは，同じ内容を繰り返す部分となります．ここの部分の内容を過不足なく一文で分かりやすくまとめます．どの部分が同じ内容を繰り返しているのかを判断するには，特定の接続詞や，特定の表現を見つけ出すようにしましょう．

問 5

解答：④

解説：A.　紹介状の記載上の注意点として，紹介目的・内容を明確にするべきですが，必要以上に事実，データ・知識を羅列するのは避けます．また，時候の挨拶は省略します．

問 6

解答：②

解説：わかりやすい文章とは，文法技術，作成上で必要な句読点を忘れないことです．句点は文章の終わりに打ちます．読点は文章を読みやすくし，誤解を防ぐために打つものです．

問 7

解答：③

解説：A.　考えや意見も踏まえて要約しましょう．

D.　複雑な文は，二つの文に分けてから考えましょう．

問 8

解答：①

解説：C.　使用語彙とは，自分で使うことのできる言葉の集まりをいいます．

D.　理解語彙の方が，使用語彙よりも範囲は広くなります．

問 9

解答：③

解説：B.　助詞の使い方に誤りがあると，正しい文章になりません．

問 10

解答：③

解説：①　輪をかける……事実よりもおおげさに言うこと．

②　あげあしを取る……人の言いまちがいや言葉じりをとらえて非難したり，からかったりすること．

④　かぶとを脱ぐ……相手が自分よりも上であると認めること．降参すること．

199

◍◍◍ 巻末実技問題　解答・解説 ◍◍◍

Lesson1：西川　泉
― 紹介状 ―
≪この解答は模範解答です．まったく同じである必要はありません．≫

紹　介　状

◆紹介状は、症状・診断・治療などの診療の総括と紹介をすることを目的としています。

越後記念病院 整形外科 前田　高弘先生 御侍史

　　　拝啓　　いつも御健勝のことと存じ上げます。
　　　患者　西川　泉　殿を御紹介申し上げます。
　　　何卒御高診の上　宜しく御治療御指導のほど
　　　御願い申し上げます。　　　　　　　　敬具

　　　　　　　　　　附記

　　　左手関節痛のため、救急外来にて搬送され、左橈骨
　　　遠位端骨折と診断されました。
　　　観血的手術を目的に入院、加療を御願い致します。

　　　　　　　　　　　　　　令和＊年　5月13日
　　　　　　　　　　　　　　阿部クリニック
　　　　　　　　　　　　　　　整形外科　島田　学 ㊞

◆Lesson1 の模範解答の解説です．参考にしてください．

紹 介 状

◆紹介状は、症状・診断・治療などの

この部位は，紹介状で一番初めに目にする箇所です．ここで，誤りがあると，相手に不快感を与えます．よって，誤字・脱字は絶対にないようにし，また，略語も用いないようにしましょう．

越後記念病院 整形外科 前田　高弘先生 御侍史

拝啓　　いつも御健勝のことと存じ上げます。
患者　**西川　泉**　殿を御紹介申し上げます。
何卒御高診の上　宜しく御治療御指導のほど
御願い申し上げます。　　　　　　　　　　敬具

附記

左手関節痛のため、救急外来にて搬送され、左橈骨
遠位端骨折と診断されました。
観血的手術を目的に入院、加療を御願い致します。

診療録の中から，ポイントを押さえ，紹介目的・内容を明確にします．病歴や検査結果などは，診断や治療方針の決定に必要かつ十分な情報を，正確かつ完結に記述しましょう．当該問題においては，主訴(左手関節痛)及び紹介元に来院した契機及び診断内容（左橈骨遠位端骨折）を記載します．また，紹介目的（観血的手術）をきちんと記載しましょう．

令和＊年　5 月 13 日
阿部クリニック
　　整形外科　島田　学　㊞

紹介元の医療機関名及び医師名等を記載することにより，紹介先からの照会・要請に迅速に対応することを可能にします．よって，誤字・脱字のないよう正確に記載しましょう．

—診療情報提供書—

≪この解答は模範解答です．まったく同じである必要はありません．≫

診療情報提供書

◆患者の症状・診断・治療など現在までの診療の総括と担当医師から紹介先の医師への患者の紹介も兼ねています。

　　　　　　阿部クリニック
　　　整形外科　　島田　学　先生　ご机下

【患者情報】

患者氏名	西川　泉　　殿	性別	男 ⓧ	職業	主婦
患者住所		（　省　略　）			
電話番号	（　省　略　）	生年月日		S＊年　11月　21日	

拝啓　貴院におかれましては，ますますご隆盛のこととお慶び申し上げます。
この度，＿＿＿西川　泉＿＿＿殿がご退院されましたのでご報告 ~~（ご紹介）~~ いたします。
患者さまは，令和＊年　5月　15日より当院に入院しておりました。

初診時診断　①　左橈骨遠位端骨折　　　　　　　　　　　　令和＊年　5月　13日
　　　　　　②　　　　　　　　　　　　　　　　　　下記医師がご報告しております。
　　　　　　③　　　　　　　　　　　　　　　科

確定診断　　①　左橈骨遠位端骨折　　　　　　　　　　　　令和＊年　5月　14日
　　　　　　②　　　　　　　　　　　　　　　　　　下記医師がご報告しております。
　　　　　　③　　　　　　　　　　　　　　　科

検査・手術所見
検査　HbA1c：6.6-6.7　　eGFR：50
全身麻酔により観血的整復固定術を施行

退院時報告および紹介目的等
　☑　退院後の継続治療をお願いいたします。
　☐　退院されますが，しばらく当院にて経過観察いたします。
経過報告等　　　　　　　　　　　　　　　　　　　処方内容

　経過良好により術後2日目から理学療法を実施。順調に経過回復し、
5月29日に退院となる。

以上，ご報告 ~~（ご紹介）~~ いたします。
　　　　令和　＊年　　5月　　29日　　越後記念病院整形外科　　前田　高弘　印

202

◆Lesson1 の模範解答の解説です．参考にしてください．

　診療情報提供書は越後記念病院 前田高弘 医師より阿部クリニック 島田学 医師へ提出するものです．

　紹介先医療機関名・医師名は，診療情報提供書に目を通す際，初めに見る箇所です．

　相手先医療機関へ失礼があっては大変ですから，誤字・脱字がないように気を付けて記入しましょう．

　また，略語を用いずに正確に記入するようにしましょう．

　この例は，紹介された患者（西川　泉）の現在までの治療等の診療情報を記入して，紹介元（阿部クリニック）へ提出するためのものです．また，退院後の西川　泉さんの継続治療のお願いも記載しています．

Lesson2：松本　孝之
―電子カルテ―

≪この解答は模範解答です．まったく同じである必要はありません．≫

継続療養証明書 受給資格者証 被保険者証	有効期限	年　月　日		ふりがな	まつもと　たかゆき	男	船舶所有者 事業所	所在地	
	記号	69	受診者	氏名	松本　孝之			名称	
	番号	9267		生年月日	S＊年　6月　25日生		保険者	所在地	
被保険者氏名				住所	東京都○○区△△1-22-3-404 TEL　03-×××-××××			名称	○○健康保険組合
資格取得	昭和 平成 令和	＊年4月1日		職業	会社員	被保険者との続柄 本人		番号	0 6 1 3 2 7 1 3

公費負担者番号			
公費負担医療の受給者番号			

公費負担者番号			
公費負担医療の受給者番号			

傷　病　名	業務	開始	終了	転帰	診療実日数	期間満了予定日
(主病)Ⅱ型糖尿病		平　＊年9月25日		なし		
急性胃腸炎		令和＊年7月8日		なし		
急性肝炎		令和＊年7月15日		なし		

Ｓ　Ｏ　Ａ　Ｐ	処方・手術・処置等
令和＊年7月8日11：40　内科／中川　信也 代行入力者／小池裕子（承認：内科／中川信也） 【主訴（S）】 昨夜、下痢と吐き気が止まらず。現在吐き気は治まるも下痢は継続。昨夜、生ガキを食べた。 血便は無し。水様便。 【所見（O）】 腹部自発痛及び圧痛あり。腸雑音は亢進。 BS：145 mg/dl　OK　BT：37.8　BP：105/60 【計画（P）】 糖尿病薬は食事が摂れるまで中止。運動も控えるよう指示。水分を充分に摂るよう指示。	令和＊年　7月8日11：40　内科／中川　信也 代行入力者／小池裕子（承認：内科／中川信也） 再診－再診 画像－腹部 　　　単純撮影（イ）の画像診断（アナログ）　大角2枚 　　　立位、臥位 検体検査－BS 細菌検査－S-M、細菌培養同定（消化管）、 　　　　　細菌薬剤感受性（1菌種）、糞便 院外処方－内服　セフゾンカプセル100 mg　3カプセル 　　　　　　　　セルベックスカプセル50 mg　3カプセル 　　　　　　　　ビオフェルミンR散　3g 　　　　　　　　　　　　　　　　分3毎食後/4日分
令和＊年　7月15日10：30　内科／中川　信也 代行入力者／小池裕子（承認：内科／中川信也） 【主訴（S）】 腹痛（－）、倦怠感（＋） 食事摂取あまりせず。 糖尿病薬は前回診察以来服用せず。 【所見（O）】 胃腸炎は改善。カキによる肝炎の可能性がある為検査。 便培養：0-1/セフゾン：感受性あり 身体所見上には特に異状は認められない。 【計画（P）】 検査結果を午後聴きに来るよう指示。	令和＊年　7月15日10：30　内科／中川　信也 代行入力者／小池裕子（承認：内科／中川信也） 再診－再診 外迅－外来迅速検体検査加算　5項目 検体検査－尿一般（E、Z、尿ケトン体） 　　　　　試験紙法 検体検査－末梢血液一般、HbA1c 　　　　　BIL/総、γ-GTP、BS、LD、HDL－Cho、 　　　　　AST、ALT、LDL－コレステロール、 　　　　　CRP（定性）
令和＊年　7月15日17：00　内科／中川　信也 代行入力者／小池裕子（承認：内科／中川信也） 【所見（O）】 AST、ALT（各103IU/l）異常値、 T-Bil（2.0 mg/dl）高め、CRP定性（＋）陽性 本日午前実施の検査結果について説明。 また、文書により情報提供済	令和＊年　7月15日17：00　内科／中川　信也 代行入力者／小池裕子（承認：内科／中川信也） 再診－同日再診 医管－診療情報提供料（1）　算定日15日 　　　古谷大学病院 　　　急性肝炎の診断で入院加療目的。

◆Lesson2 の模範解答の解説です．参考にしてください．

Lesson2 は，医師と患者との会話内容から電子カルテを入力するというものです．
　上段にある患者基本情報は，問題文下部に提示してあるので，それを見て入力します．
「傷病名」記載欄，「SOAP」記載欄及び「処方・手術・処置等」記載欄に関しては，医師と
患者の会話から，要点を入力していきます．

【令和＊年7月8日　11：40】

次の患者さんは，松本　孝之さん，＊歳です．**平成＊年からⅡ型糖尿病**で継続通院中の方です．

わかりました．松本さん，どうぞ～．

よろしくお願いします．

> 「傷病名」にⅡ型糖尿病と記載します．この時，開始年月日が＊年前であることに気を付けましょう．

お加減はどうですか．お変わりありませんか？

昨夜から，お腹が痛いんですが．

他の症状はありますか．たとえば，嘔吐や下痢はいかがで

> これらの会話内容は，電子カルテの SOAP における Subject に該当します．よって，SOAP 記載欄に【主訴 (S)】として記載しましょう．なお，症状が昨日と今日では異なるため，昨日のことを省略せずにきちんと書きましょう．

吐き気は治まりましたが，**下痢はまだ続いています．**

そうですか．**便に血が混じっているということはあ**りませ

いいえ．**血は混じっていません．でも水のような便です．**

水のような便ですか．何か原因として思い当たる節はありませんか？

昨夜，生ガキを食べました．もしかしたら，それでしょうか？

205

なるほど，生ガキですか．それでは，診てみましょう．

診察所見の内容は，電子カルテの SOAP における Object に該当します．よって，SOAP 記載欄に【所見（O）】として記載しましょう．また，体温及び血圧の数値を間違えないように気を付けて記載しましょう．

診察所見　　・BT（体温）：37.8℃
　　　　　　・BP（血圧）：105/60
　　　　　　・腹部自発痛及び圧痛あり／腸雑音：亢進

松本さんは確か糖尿病で通院していますよね．血糖値を計っておきましょう．それから，便の検査をして，レントゲンを撮りましょう．

検査の結果　　・随時血糖値：145mg/dl
　　　　　　　・糞便検査（S-M同定，S-同定，S-感受性）：結果は後日
　　　　　　　・レントゲン：単純撮影（アナログ）　大角2枚　立位，臥位

まず，BS（血糖値）の結果については，「SOAP」記載欄に【所見（O）】として記載します．なお，数値を間違えないようにして下さい．次に，「処方・手術・処置等」記載欄に実施検査項目としてこれらをすべて記載しましょう．なお，糞便検査やレントゲンは検査内容までしっかり記載して下さい．

検査の結果をみると，軽度の**急性胃腸炎**と思われます．下痢の時は，水分を充分に摂るように心がけて下さい．また，急性胃腸炎の場合，病原体の多くは体外に出ても長時間生存しますから，用を足した後は，よく手を洗[い]，[漂]白剤で殺菌するようにして下さい．今日，内服[薬]

「傷病名」記載欄に急性胃腸炎と記載しましょう．ただし，こちらの開始日は，先程のⅡ型糖尿病とは異なり令和＊年7月8日となることに注意してください．

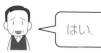

はい．飲めると思います．

あと，**糖尿病のお薬は，食事が摂れるようになるまでやめましょう．運動も控えるよう**にして下さい．

わかりました．ありがとうございました．

これらの内容を「SOAP」記載欄に【計画（P）】として記載しましょう．

はい．お大事に．

投薬は下記をオーダーする.
・セフゾンカプセル　100 mg　3C
・セルベックスカプセル　50 mg　3C
・ビオフェルミンR散　3g　分3（毎食後）×4TD

> これら薬剤のオーダーを「処方・手術・処置等」記載欄に記載しましょう．その際，薬剤名，投与量など誤りのないよう正確に記載しましょう.

【令和＊年7月15日　10：30】

腹痛は治まりましたか？

はい．おかげさまで．ですが，体がだるいんです.

食事は食べられますか？

いいえ．まともに食べていません.

そうですか．では，糖尿病のお薬も飲めていませんか？

はい．前回の診察以来飲んでいません.

> これら一連の会話の内容は，「SOAP」記載欄の【主訴(S)】に記載するものです．会話を文書として伝わるように要約して記載しましょう．なお，ここからは7月15日分として7月8日分とは分けましょう.

では，診てみましょう.
胃腸炎は改善されているようですね．先日食べたカキによって肝炎を起こしている場合もあるので，検査をしてみましょう.

> これらを「SOAP」記載欄に【所見(O)】として記載しましょう.

検査実施項目　　・尿検査（糖，蛋白，ケトン）試験紙法
　　　　　　　　・末梢血液一般，HbA1c
　　　　　　　　　：AST，ALT，LD，γ-GTP，T-Bil，HDL-cho，LDL-cho，BS，CRP定性

> これらの検査実施項目を，「処方・手術・処置等」記載欄に記載します．なお,末梢血液一般検査は,省略せずにすべて正確に記載して下さい.

お疲れ様です．糖尿病の血糖値のコントロールはできているようですね．この調子で生活療養を続けて下さい．肝炎の検査の結果は，午後に出ますから，またお越しいただけますか？

はい．大丈夫です．

今回の診察結果はどのようにしましょうか？

検査結果による便培養は O-1，セフゾンは感受性あり．身体所見上は特に異常なし．

検査結果は，「SOAP」記載欄に【所見（O）】として記載します．その際，「身体所見上は特に異常なし」ということもきちんと記載するように気を付けましょう．

【同日　17：00】

先生，どうでしたか？

結果から申し上げますと**急性肝炎**ですね．

「傷病名」記載欄に開始日を 7 月 15 日として記載しましょう．

急性肝炎ですか！？

詳しく説明しますね．この AST と ALT が異常値を示していますが，これらは本来，肝細胞の中にある蛋白質を分解する役目の酵素です．肝細胞が壊れるとこの酵素が血液中に漏れ出すため，血液中の AST・ALT を測定することで現在の肝機能がわかるのです．

患者が急性肝炎に罹患していることから，AST 及び ALT の数値が異常であること，T-Bil の数値が増加していること，さらには，CRP 定性が陽性（+）であることを読み取り，「SOAP」記載欄の【所見（O）】として記載しましょう．

なるほど．

それと，肝炎を発症すると黄疸が現れます．それを裏付けるために T-Bil の数値の増加を調べるのですが，今回はその数値が高めになっています．それから，CRP 定性という項目が（+）となっていて，炎症が起きていることを示しています．

どうすればよいのでしょうか？

入院して治療することをお勧めします．治療には当院ではなく，肝機能専門病院がいいでしょう．紹介しますので，そちらで治療するほうがよいでしょう．

わかりました．ありがとうございました．

検査結果　・末梢血液一般

　　　　　　：AST（103 IU/l），ALT（103 IU

　　　　　　CRP定性（＋）陽性

　　　　　　※その他詳細は省略．

この発言から，紹介先医療機関へ診療情報提供を行うことを読み取り，「処方・手術・処置等」記載欄に医学管理として診療情報提供料（I）を記載しましょう．

―診断書―

≪この解答は模範解答です．まったく同じである必要はありません．≫

診　断　書

◆医師が、患者の病状、怪我や障害の状況、治療に要した入院・手術などを証明するものです。

（住所）東京都○○区△△1-22-3-404

（氏名）　　　　松本　孝之　　　殿

明治・大正・(昭和)・平成　＊年6月25日生（　＊　歳）

病名　　　急性肝炎

（備考）

当院外来にて検査の結果、急性肝炎と診断、肝機能専門病院にて

入院予定であることを証明する。

以下余白。

上記のとおり診断いたします。

令和＊年7月15日

医療機関住所：東京都○○区△△1-23

医療機関名：　松島クリニック　　内科

医師：　　中川　信也　　　　　　　　　　　　　㊞

TEL　03-××××-××××

診断書・証明書

【病院が交付する診断書，証明書】

・診断書と証明書の違い

診断書→医師が患者の疾病がいかなるものか予見，見込み所見

証明書→通院証明書等，事実があったことを証明するもの，資格がなくても書ける医学的な情報は含まない

①一般診断書：カルテの疾病をもとに診断書作成．治療経過，現病歴，結果等．

②健康診断書：提出先による（就職，入学等）．

③診断書は病院の印ではなく医師本人の印，診断は病院という組織がするのではなく医師が診断するもの．

④診断書の内容はなるべく簡単，明瞭に記載する．

作成文書	請求者	各種書類の交付	提出先
診断書 証明書	患者	医療機関	・職場・学校等への提出 ・交通事故での診断書は警察へ人身事故の証明書として提出

記載の Point

①氏名，生年月日

氏名，生年月日を診療録をもとに記入します．

②病名欄

治療を行った（行っている）傷病名を，診療録をもとに記入します．

③備考欄

②の傷病名に対する初めての診察日，疾病等の状況，療養の期間，今後の治療などを診療録をもとに記入します．

④日付欄

診断書の作成年月日を記入します．

⑤所在地，医療機関，医師名

医療機関の住所，名称を記入します．氏名欄には医師に診断書の内容を最終確認をしてもらう際に，直筆で署名又は押印してもらいます．複写式の場合は，患者へ渡す方に押印してもらいます．

―診療情報提供書―

≪この解答は模範解答です．まったく同じである必要はありません．≫

診療情報提供書

患者の症状・診断・治療など現在までの診療の総括と担当医師から紹介先の医師への患者の紹介も兼ねています．

令和＊年　7月　15日

古谷大学　（病院）・診療所　消化器内　科　桜井　真　　先生
　　　　　医院・クリニック

　　　　　　　　　医療機関名　松島クリニック
　　　　　　　　　所　在　地　東京都○○区△△1-23
　　　　　　　　　電話番号　03-××××-××××
　　　　　　　　　医師氏名　中川　信也

下記の患者さまを紹介しますので、よろしくお願いいたします．

ふりがな	まつもと　たかゆき		
患者氏名	松本　孝之	職　業	会社員
住　　所	東京都○○区△△1-22-3-404	電　話	03-××××-××××
生年月日	明・大・（昭）・平　＊年　6月　25日生（　＊　歳）		（男）・女

紹介目的	下記につき、入院・加療
主　訴 および現病名	急性肝炎（下痢と吐き気、下痢は現在も継続）
既往歴 および家族歴	Ⅱ型糖尿病（治療中）
治療経過 および 主要検査成績	カキによる肝炎の可能性あり。検査の結果急性肝炎と診断 　尿検査（糖、蛋白、尿ケトン体）試験紙法 　末梢血液一般、HbAlc 　　：AST、ALT、LD、γ-GTP、T-Bil、HDL-cho、LDL-cho、BS、CRP（定性） 　BS：145 mg/dl、AST・ALT（103 IU/l）異常値、T-Bil（2.0 mg/dl）高め、 　　CRP定性（＋） 　糞便検査：S-M、S-同定、S-感受性（1菌種） 　便培養：0-1、セフゾン：感受性あり
現在の処方	内服：セフゾンカプセル100 mg　3C 　　　セルベックスカプセル50 mg　3C 　　　ビオフェルミンR散　3g
患者に関する 留意事項	7月8日に生ガキを食べ、下痢、吐き気が止まらなくなった。 糖尿病薬は、食事が摂れるまで中止。運動は控える。
添付資料	なし（X-P）内視鏡フィルム・（検査データ）・ECG・ その他（　　　　　　　　　　　　　　　　　　　　　　　　）
備　考	手術・輸血なし

▍診療情報提供書

　患者の症状・診断・治療など現在までの診療の総括を記入していくものです．現在の担当医師から紹介先の医師への患者の紹介も兼ねています．

記載の Point

①紹介先医療機関等名，担当医，科，殿

　紹介先の医療機関等名，診療科，医師名を担当医師に確認後，記入します．

②日付

　文書を作成した日付を記入します．

③紹介元医療機関の所在地及び名称，電話番号，医師名

　自院の住所，名称，電話番号を記入します．医師氏名欄は医師に証明内容の最終確認をしてもらう際に，直筆で署名又は押印をしてもらいます．

④患者氏名，患者住所，性別，電話番号，生年月日，職業

　患者氏名，患者住所，性別，電話番号，生年月日，職業を診療録の記載をもとに記入し，該当項目を○で囲みます．

⑤傷病名

　紹介先の医療機関で治療が必要な傷病名を記入します．

⑥紹介目的

　紹介先の医療機関に依頼する治療内容の概略を記入します．

⑦既往歴及び家族歴

　⑤の傷病以外に治療を行っている傷病や，アレルギー，輸血の有無，家族の状況など，紹介先の医療機関での治療に必要な情報を記入します．

⑧症状経過及び検査結果

　⑤の傷病に関する症状の経過，検査や画像診断の結果などを記入します．

⑨治療経過

　⑤の傷病に関する治療の内容や経過を記入します．

⑩現在の処方

　現在服用している薬剤がある場合，処方内容を記入します．

⑪備考

　①～⑩以外で治療上必要な内容がある場合に記入します．

◆Lesson2 の模範解答の解説です．参考にしてください．

　紹介先医療機関名・医師名は，診療情報提供書に目を通す際，初めに見る箇所です．

　相手先医療機関へ失礼があっては大変ですから，誤字・脱字がないように気を付けて記入しましょう．

　また，略語を用いずに正確に記入するようにしましょう．

　医師と患者の会話から読み取れる大切なポイントは下記のとおりです．

・紹介目的は，簡潔に記入します．ここでは，「**入院・加療（治療）**」と記入します．

・主訴及び現病名は，紹介するに至った疾患名を記入します．Lesson2 では，「**急性肝炎**」です．

・既往歴は，主訴及び現病名以外で特に注意を要する疾患名を記入しましょう．
　Lesson2 では，「**Ⅱ型糖尿病**」を記入します．

・治療経過及び主要検査成績を記入する欄では，紹介元医療機関（松島クリニック）で実施した検査項目を記入し，急性肝炎と診断するに至った経過を簡潔に記入しましょう．

・現在の処方を記入する欄は，急性胃腸炎と診断して処方した薬剤を記入しましょう．

・患者に関する留意事項を記入する欄では，患者の主訴に対する症状や既往症に関する情報を簡潔にまとめて記入しましょう．Lesson2 では，急性肝炎を疑う理由となる生ガキを食したこと，それに伴う諸症状及び糖尿病に関する現在の状態を記入しましょう．

・添付資料を記入する欄は，電子カルテから画像診断のデータ及び血液検査・糞便検査を実施した際のデータがあることがわかりますから，「X‐P」と「検査データ」に○をつけましょう．

Lesson3：熊野　博子
―死亡診断書―

≪この解答は模範解答です．まったく同じである必要はありません．≫

死亡診断書 ~~（死体検案書）~~

◆死亡診断書は、死亡事由などの検案について記した書類で、死体検案書と同様に死亡を証明する効力を持っています。

氏名 熊野　博子	1.男 ②.女	生年月日	明治 ⑳昭和 大正 平成 令和 〔生まれてから30日以内に死亡したときは生まれた時刻も書いてください〕 ＊年 2月 14日 午前・午後　　時　　分

死亡したとき	令和 ＊年 7月 8日 ⑳午前・午後 1時30分	

死亡したところ及びその種別	死亡したところの種別	①病院 2診療所 3介護医療院・介護老人保健施設 4助産所 5老人ホーム 6自宅 7その他
	死亡したところ	
	（死亡したところの種別1-5）施設の名称	東京中央大学病院　　東京都○○区××2-8-4

死亡の要因
◇I欄、II欄ともに疾患の終末期の状態としての心不全、呼吸不全等は書かないでください

◇I欄では、最も死亡に影響を与えた傷病名を医学的因果関係の順番で書いてください

◇I欄の傷病名の記載は各欄1つにしてください

ただし、欄が不足する場合は（エ）欄に残りを医学的因果関係の順番で書いてください

I	（ア）直接死因	心筋梗塞	発病（発症）又は受傷から死亡までの期間	約3日
	（イ）（ア）の原因	高血圧症	◇年、月、日等の単位で書いてください ただし、1日未満の場合は、時、分等の単位で書いてください（例：1年3ヶ月、5時間20分）	約＊年1ヶ月
	（ウ）（イ）の原因			
	（エ）（ウ）の原因			
II	直接には死因に関係しないがI欄の傷病経過に影響を及ぼした傷病名等			

手術	1無 ②有	〔部位及び主要所見〕左前下行枝	手術年月日	⑳令和 平成 昭和 ＊年7月7日

解剖	1無 ②有	主要所見〔：左冠状動脈支配領域に貫壁性の広範な出血性梗塞が認められ、急性心筋梗塞であることが分かる。ステント留置後の左前下行枝を含む冠状動脈に閉塞は見られない。また、多発性食道潰瘍、肥満に伴う脂肪肝及び門脈域を中心とした軽度の繊維化が認められた。〕

死因の種類	①病死及び自然死 外因死　不慮の外因死 〔2交通事故死 3転倒・転落 4溺死 5煙、火災及び火焔による損傷 6窒息 7中毒 8その他〕 その他及び不詳の外因死 9自殺 10他殺 11その他及び不詳の外因 12不慮の死

外因死の追加事項 ◆伝聞又は推定情報の場合でも書いてください	傷害が発生したとき	令和・平成・昭和　　年　　月　　日 午前・午後　　時　　分
	傷害が発生したところの種別	1住居 2工場及び建築現場 3道路 4その他（　　）
	傷害が発生したところ	都道府県　　　市郡　　　区町村
	手段及び状況	

生後1年未満で病死した場合の追加の追加事項	出生時体重　　　グラム	単胎・多胎の別 1単胎児 2多胎（　子中第　子）	妊娠週間　満　週
	妊娠・分娩時における母胎の病態又は症状 1無 2有 3不詳	母の生年月日 昭和 平成	前回までの妊娠の結果 出生児　人 死産児　胎 （妊娠満22週以降に限る）

その他特に付言すべきことがら

上記の通り診断する 〔病院、診療所若しくは老人保健施設等の名称及び所在地又は医師の住所〕	診断（検案）年月日　令和＊年 7月 8日 本診断書（検案書）発行年月日　令和＊年 7月 8日
	東京都○○区××2-8-4 東京中央大学病院　消化器科
（住所）　医師　三島　英一　　　　印	

215

▌死亡診断書

患者が亡くなった際に作成します．患者の親族は，市区町村の窓口へ提出します．

「死体検案書」は，診療継続中の患者以外の者が死亡した場合，診療継続中の患者が診療に係る傷病と関連しない原因により死亡した場合に作成します．

記載の Point

①文字は楷書ではっきりと書き，番号が付された選択肢を選ぶ場合は，該当する数字を○で囲みます．

②標題「死亡診断書（死体検案書)」及び「診断（検案）年月日」等について，不要なものを二重の横線で消します．

　※二重線で消す意味は選択であり，押印の必要はありません．

③時，分の記入に当たっては，夜の 12 時は「午前 0 時」，昼の 12 時は「午後 0 時」と記入します．

④書式欄内に記入した内容の訂正は，医師の氏名欄に押印がある場合は訂正箇所に訂正印を押し，署名のみの場合は訂正の箇所に署名します．

⑤「氏名・性別・生年月日」は戸籍に登録されている内容を記載します．

⑥「死亡したとき」は死亡した年，月，日を記入し，午前か午後のいずれかを○で囲み，時，分を記入し，死亡確認時刻ではなく，死亡時刻を記入します．

⑦「死亡したところ及びその種別」は，死亡したところの種別を選択し，その住所を記入します．

⑧「死亡の原因」は，日本語で正確に記載し，略語やあまり使用されていない医学用語は避けるようにします．疾患の終末期の状態としての心不全，呼吸不全等は書かないようにし，死因としての「老衰」は，高齢者で他に記載すべき死亡の原因がない，いわゆる自然死の場合のみ用います．

⑨「発病（発症）又は受傷から死亡までの期間」は，死亡の原因の傷病名等について，それぞれ発病（発症）又は受傷から死亡に至るまでの期間を記入します．

⑩「手術」とは，死亡の原因に関係のある手術についてのみ記入します．

⑪「解剖」は，実施した場合は 2 を○で囲み，傷病名等に関連のある解剖の主要所見（病変の部位，性状，広がり等）を記入します．

⑫「死因の種類」は，死因の種類として該当するものを 1 つ○で囲みます．

⑬「診断（検案）年月日」等は，診断，検案のいずれか不要なものを二重の横線で消し，診断（検案）年月日と発行年月日をそれぞれ記入し，医師，歯科医師本人の署名をします．

◆Lesson3 の模範解答の解説です．参考にしてください．

Lesson3 は，熊野　博子の診療録から，死亡診断書を作成する問題です．

死亡診断書の記載事項に則り Lesson3 の解説をしていきます．

死亡診断書（死体検案書）は，人の死亡に関する厳粛な医学的かつ法律的証明です．死亡した患者の死亡に至るまでの過程をできる限り詳細に論理的に示す公文書です．

初めに，死亡診断書か死体検案書かを判断します．Lesson3 は，臨終に立ち会い，死を見届けた医師である三島　英一が作成するので，「死亡診断書」です．

「死体検案書」は，死体を検案した医師が作成するもので，患者の死を見届ける必要はありません．

1. 氏名・性・生年月日

   氏名は戸籍簿に登録されているものを記載します．俗名，芸名又はペンネームは認められません．

   生年月日が不明の場合でも，年齢が推定できる場合は，推定年齢をカッコを付して記入します．

2. 死亡した時刻

   医学的に正しい時刻を記入します．ただし，死亡を確認した時刻，又は，蘇生処置をやめた時刻ではありません．その点に十分注意してください．

3. 死亡の要因

   傷病名は，医学界で通常用いられるものを記入してください．略語やあまり使用されない医療用語は避けましょう．

   Ⅰ欄・Ⅱ欄ともに疾患の終末期としての心不全や呼吸不全等は書きません．

   Lesson3 では，死亡の直接原因である「心筋梗塞」を記載し，そのようになった原因である傷病名をその下に時系列順に記入します．

4. 手術

   Ⅰ欄・Ⅱ欄の傷病名等に関係する手術についてのみ記入します．手術を施行した場合，2 を○で囲み，術式又は診断名と関連のある所見を分かる範囲で記入します．

5. 解剖

   解剖を実施した場合，2 を○で囲み，Ⅰ欄・Ⅱ欄の傷病名等に関連のある解剖の主要所見である病変の部位，性状，広がり等を記入します．

最後に，患者の死亡を見届けた医師の氏名と医療機関情報を記載します．

Lesson4：太田　雄介
―電子カルテ―

≪この解答は模範解答です．まったく同じである必要はありません．≫

被保険者証 継続療養証明書 受給資格証明書	有効期限	R＊年3月31日		ふりがな	おおた　ゆうすけ	男	船舶所有者事業所	所在地		
	記号	159	受診者	氏名	太田　雄介			名称		
	番号	931		生年月日	昭和＊年1月14日生		保険者	所在地	（省略）	
被保険者氏名	太田　雄介			住所	東京都○○区△△3-9-503 TEL 03-××××-××××			名称	○○健康保険組合	
資格取得	昭和 平成 令和	＊年10月1日		職業	会社員	被保険者との続柄 本人		番号	0 6 2 7 3 9 8 7	

公費負担者番号							公費負担者番号						
公費負担医療の受給者番号							公費負担医療の受給者番号						

傷　病　名	業務	開始	終了	転帰	診療実日数	期間満了予定日
膀胱癌		R＊年3月9日				
術中高血圧症		R＊年4月7日				

Ｓ　Ｏ　Ａ　Ｐ	処方・手術・処置等
令和＊年4月6日 　東京メディカルセンターにて膀胱癌と診断 　3月9日、当院を紹介にて受診し、 　本日は手術目的で入院 ・外来で実施した入院前検査において特に問題なし ・CT所見より表在性と考えられ、湿潤・転移は不明 　　　　　　　　　　　　　　（放射線医レポート） ・看護師、栄養管理士等と共同し入院診療計画書及び栄養管理計画を策定本人に文書交付及び説明を行い、手術同意書を受領。薬剤師による薬剤管理指導も併せて実施 　　　　　　　　　　　　　　（麻酔科医：柴田）	
令和＊年4月7日 ・朝より絶食 ・経尿道的膀胱腫瘍切除術施行 　術中血圧上昇、降圧剤を使用し始める ・15時30分帰室 　BP：154/96mmHg、P：78、BT：36.7℃、 　意識清明 ・術後検査結果、特に異常なし 　術後X-P所見（放射線科医レポート） 　胸部・腹部ともに特に異常なし	令和＊年4月7日 ・膀胱悪性腫瘍手術（経尿道的） 　閉鎖循環式全身麻酔、硬膜外麻酔（腰部）併用 　（13：30～15：00）

ＳＯＡＰ	処方・手術・処置等
令和＊年4月8日 ・全身状態良好、意識清明 ・午前10時　血尿強く尿道留置カテーテルが詰まり気味。膀胱洗浄にて少量の擬血が排出され、その後洗浄はスムーズ、クリアとなる。 ・硬膜外精密持続注入は午後8時で終了、抜去。 ・術後回診：呼吸、循環、疼痛に関して問題なし。 　　　　　　　　　　　　　　（麻酔科医：柴田）	
令和＊年4月9日 ・尿の流出良好、血尿なし。全身状態問題なし。 ・夕より食開始、歩行可	
令和＊年4月10日 ・全身状態良好 ・尿道留置カテーテル抜去	
令和＊年4月11日 ・全身状態良好 ・昼食後、退院	

◆Lesson4 の電子カルテの解説です．参考にしてください．

　Lesson4 は，患者である太田 雄介の診療録から，電子カルテを作成するものです．

　はじめに，患者の基本的な情報である氏名，住所，保険情報などを記載しましょう．

　注意すべき点は，保険者番号や被保険者証の番号や記号を間違えないように注意することです．

　次に，傷病名を記載しますが，Lesson4 では，「膀胱癌」と「術中高血圧症」の開始日が異なる点に注意しましょう．

　SOAP 欄は，具体的な患者の治療経過を，診療録から電子カルテに入力していきます．

　基本的には，診療録の「既往症・原因・主要症状・経過等」が電子カルテの「SOAP」にあたります．

　診療録と電子カルテの「処方・手術・処置等」欄は同じです．

　しかし，診療録の内容をそのまま電子カルテに記載するのではなく，よりわかりやすいものとするために簡潔にまとめることを心掛けましょう．

―紹介状―
≪この解答は模範解答です．まったく同じである必要はありません．≫

紹 介 状

◆紹介状は、症状・診断・治療などの診療の総括と紹介をすることを目的としています。

品川大学医学部附属病院　山田　明 教授　御侍史

　　拝啓　　いつも御健勝のことと存じ上げます。
　　患者　太田　雄介　殿を御紹介申し上げます。
　　何卒御高診の上　宜しく御治療御指導のほど
　　御願い申し上げます。　　　　　　　敬具

附　記

当診療所において、膀胱癌と診断致しました。
貴院にて、手術目的での入院並びに御加療を
御願い申し上げます。

令和＊年　3月9日

東京メディカルセンター　田端　順 ㊞

◆Lesson4 の紹介状の解説です．参考にしてください．

紹 介 状

◆紹介状は、症状・診断・治療などの診療┆この部位は，紹介状で一番初めに目にする箇
所です．ここで，誤りがあると，相手に不快
感を与えます．よって，誤字・脱字は絶対に
ないようにし，また，略語も用いないように
しましょう．

品川大学医学部附属病院　山田　明 教授　　御侍史

拝啓　　いつも御健勝のことと存じ上げます。
患者　**太田　雄介**　殿を御紹介申し上げます。
何卒御高診の上
御願い申し上げま

診療録の中から，ポイントを押さえ，紹介目
的・内容を明確にします．病歴や検査結果な
どは，診断や治療方針の決定に必要かつ十分
の情報を，正確かつ完結に記述しましょう．
当該問題においては，主訴（膀胱癌）を記載し，
紹介目的（入院・加療）をきちんと記載しま
しょう．

当診療所において、膀胱癌と診断致しました。
貴院にて、手術目的での入院並びに御加療を
御願い申し上げます。

紹介元の医療機関名及び医師名等を記載する
ことにより，紹介先からの照会・要請に迅速
に対応することを可能にします．よって，誤
字・脱字のないよう正確に記載しましょう．

令和＊年　3 月 9 日

東京メディカルセンター　田端　順 ㊞

221

―入院診療計画書―

≪この解答は模範解答です．まったく同じである必要はありません．≫

入院診療計画書

◆入院中の診療行為の計画書です。

太田　雄介　　様

入院年月日	令和＊年　4月　6日
病棟・病室	○○棟　　△階　　×××号室
主病名その他 考え得る病名	膀　胱　癌
症状 主訴	CT所見 ：腫瘍は、表在性と考えられ、湿潤・転移は明らかではない。
治療計画	□保存療法　□教育入院　□経過観察 □精査　　　☑手術　　　□理学療法 □その他（　　　　　　　　　　　）
検査予定	☑CT　　　　□MRI　　　□血管撮影 □心カテ　　□内視鏡　　□超音波 □その他（　　　　　　　　　　　）
手術予定	膀胱悪性腫瘍手術（経尿道的）（4月7日実施） 閉鎖循環式全身麻酔、硬膜外麻酔（腰部）併用
推定入院期間	およそ　　6　　(日)・週間・ヶ月
医師以外の 関連職種	職種：　麻酔科医　　氏名：　柴田
その他（看護・ リハビリ等の 計画）	リハビリ予定なし。 本人に文書にてインフォームドコンセントの上、 手術同意書を貰い、薬剤管理指導を行う。

※病名等は、現時点で考えられるものであり、今後検査等を進めるにしたがって変わり得るものであります。

※入院期間については、現時点で予想されるものです。

令和＊年　4月　6日

泌尿器　科　医師　山田　明　印

▍入院診療計画書

入院が決まった際に，入院中の治療計画を説明するために作成し，患者に渡します．

記載の Point
①患者氏名，日付

　患者氏名を記入し，日付も記入します．

②病棟（病室）

　病棟及び病室を記入します．

③病名

　診療録等の記載をもとに記入します．

④症状

　患者の現状を診療録をもとに記入します．

⑤治療計画

　どのような治療を行うか記入していきます．手術予定の入院であれば，手術名を診療録を
もとに記入します．

⑥検査内容及び日程

　どのような検査を行うか，検査の日程を診療録をもとに記入していきます．

⑦手術予定

　手術の日程，予定開始時刻，麻酔をするようであれば麻酔の種類，手術の予定時間を記入
していきます．

⑧推定される入院期間

　予定されている入院期間を記入します．

⑨主治医以外の担当者

　麻酔をするようであれば，麻酔科医の名前などを記入します．

⑩その他

　看護計画，リハビリテーション等の術後計画なども診療録をもとに記入します．

⑪主治医名

　主治医氏名の記入は，内容の確認を行ってもらう際，直筆で署名捺印をしてもらいます．

◆Lesson4 の模範解答の解説です．参考にしてください．

Lesson4 の入院診療計画書を作成するにあたり重要な点を解説します．

1.「主病名その他考え得る病名」欄
この記入欄の内容は，診療録から，膀胱癌であることが分かります．また，術中高血圧症は，
計画書を作成する 4 月 6 日の時点では発症していないので，記入する必要はありません．

2.「症状，主訴」欄
ここには，CT 所見の内容を診療録から抜粋して書きましょう．

3.「治療計画」欄
診療録を読み，手術の項目にチェックします．

4.「検査予定」欄
診療録を読み，CT の項目にチェックします．

5.「手術予定」欄
どんな手術を，いつ，どのような麻酔を用いて行うのかという点を記入しましょう．
Lesson4 では，膀胱悪性腫瘍手術（経尿道的）を 4 月 7 日に閉鎖循環式全身麻酔及び硬膜外
麻酔（腰部）併用で行うということを記入しましょう．

6.「その他」欄
術後にリハビリを行うのか否か，術前術後の食事療養についてなど，上記記入欄に書くこと
以外で大切な点を記載しましょう．

―検査手術同意書―

≪この解答は模範解答です．まったく同じである必要はありません．≫

検査・手術同意書

◆検査や手術を行う前に、医師より詳しく説明し同意してもらうためのものです。

説明事項（内容）

1. 病名・症状

   膀胱癌

2. 検査名・手術名とその内容及び実施予定日

   CT（4/6）　表在性、浸潤、転移は、明らかではない。

   経尿道的膀胱腫瘍切除術：予定日4月7日

   術後　X-P（胸部・腹部）

3. 麻酔の方法

   閉鎖循環式全身麻酔、硬膜外麻酔　併用

4. 考えられる合併症

   出血・感染・血栓・尿失禁・リンパ漏・腸閉塞・再手術・後期合併症

5. その他

患者：太田　雄介　様の検査・手術について、上記項目について説明致しました。

令和＊年　4月　6日　　　時　　　分

医師：＿＿＿泌尿器科　山田　明＿＿＿＿＿＿印

立会者：＿看護師、薬剤師、栄養管理士＿＿＿印

＿＿＿＿＿＿＿＿＿＿＿＿院長　殿

　私は、上記内容に従ってこの度の検査・手術に対する説明を受け、その実施に同意します。また、検査・手術中に緊急の処置を行う必要が生じた場合は、適宜必要な処置を受けることを了承します。

令和　　年　　月　　日

患者氏名：＿＿＿＿＿＿＿＿＿＿　印

住　　所：＿＿＿＿＿＿＿＿＿＿＿＿＿＿＿＿＿

代諾者　：＿＿＿＿＿＿＿＿＿＿　印　（続柄：　　　　　）

住　　所：＿＿＿＿＿＿＿＿＿＿＿＿＿＿＿＿＿

＊副本を受領しました。　受領者：＿＿＿＿＿＿＿　印

※検査・手術同意書につきましては、解説を省略します．

※点線より下の部分は、患者本人が記入するので、医師事務作業補助者や病院側では、記入しません。

Lesson5：橋田　聡
―電子カルテ―

≪この解答は模範解答です．まったく同じである必要はありません．≫

受給資格証明書 継続療養証明書 被保険者証	有効期限	年　月　日		ふりがな		はしだ　さとし	男	事業船舶所有者	所在地						
	記号	最裁書	受診者	氏名		橋田　聡			名称						
	番号	01-27		生年月日		昭和＊年　3月　10日生		保険者	所在地						
被保険者氏名				住所		東京都○○区△△1-18-21 TEL　03-××××-××××			名称		○○共済組合				
資格取得	昭和平成令和	年　月　日		職業	公務員	被保険者との続柄	本人		番号	3	1	1 3	1 3	7	8

公費負担者番号	┆　┆　┆　┆　┆
公費負担医療の受給者番号	┆　┆　┆　┆　┆　┆

公費負担者番号	┆　┆　┆　┆　┆
公費負担医療の受給者番号	┆　┆　┆　┆　┆　┆

傷病名	職務	開始	終了	転帰	診療実日数	期間満了予定日
急性膀胱炎		R＊/11/10		なし		
前立腺肥大症		R＊/11/10		なし		

病状詳記	処方・手術・処置等
令和＊年11月10日09：30　泌尿器科 / 松沢　大介 代行入力者 / 藤崎美由紀（承認：泌尿器科 / 松沢大介） 【主訴（S）】 　2～3日前より排尿時に痛み． 　下腹部にも痛みあり． 　頻尿、毎回残尿感あり． 【所見（O）】 　尿濁（＋） 【計画（P）】 　令和＊年11月11日09：00予約 　尿道単純X-P 　水分を充分に摂取するよう指示．	令和＊年11月10日09：30　泌尿器科 / 松沢大介 代行入力者 / 藤崎美由紀（承認：泌尿器科 / 松沢大介） 初診－初診 検体検査－・尿一般 　　　　　　・S-M、細胞培養同定（泌尿器） 　　　　　　・末梢血液一般（R、W、Hb、Ht、Plt）、 　　　　　　　BSR 内服－ケフレックスカプセル250 mg 4カプセル 　　　　　　　　分4　毎食後・就寝前 / 1日分 　　　バクタ配合錠1錠 　　　　　　　　分1　夕食後 / 1日分
令和＊年11月11日09：00　泌尿器科 / 松沢大介 代行入力者 / 藤崎美由紀（承認：泌尿器科 / 松沢大介） 【所見（O）】 　大腸菌（＋） 【評価（A）】 　前立腺肥大症 I 期 【計画（P）】 　投薬治療を継続し経過観察．	令和＊年11月11日09：00　泌尿器科 / 松沢大介 代行入力者 / 藤崎美由紀（承認：泌尿器科 / 松沢大介） 再診－再診 画像－尿道単純アナログ撮影　四ツ切1枚 内服－ケフレックスカプセル250 mg 4カプセル 　　　　　　　　分4　毎食後・就寝後 / 7日分 　　　バクタ配合錠1錠 　　　　　　　　分1　夕食後 / 7日分

◆Lesson5 の電子カルテの解説です．参考にしてください．

この問題は，医師と患者との会話内容から電子カルテを入力するというものです．

なお，上段の患者基本情報は，問題文下部に提示してあるため，解説は省略します．また，「傷病名」記載欄，「SOAP」記載欄及び「処方・手術・処置等」記載欄に関しては，下記の会話中の文言からピックアップしていく形式とします．

【令和＊年 11 月 10 日　9：30】

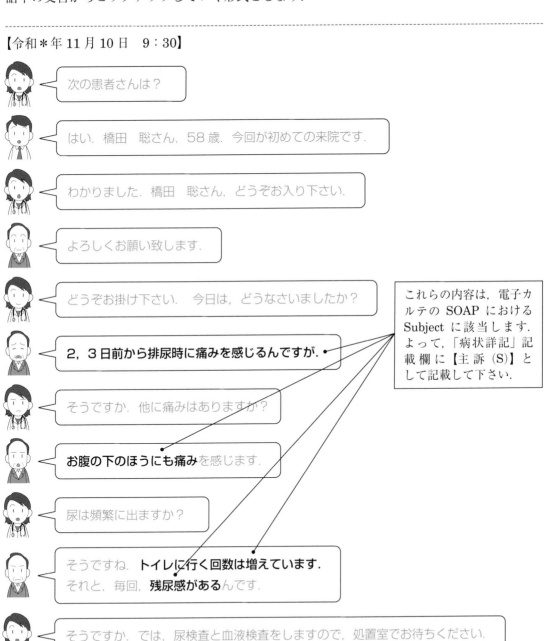

次の患者さんは？

はい．橋田　聡さん，58 歳．今回が初めての来院です．

わかりました．橋田　聡さん，どうぞお入り下さい．

よろしくお願い致します．

どうぞお掛け下さい．　今日は，どうなさいましたか？

2，3 日前から排尿時に痛みを感じるんですが．

そうですか．他に痛みはありますか？

お腹の下のほうにも痛みを感じます．

尿は頻繁に出ますか？

そうですね．**トイレに行く回数は増えています．**それと，毎回，**残尿感がある**んです．

そうですか．では，尿検査と血液検査をしますので，処置室でお待ちください．

これらの内容は，電子カルテの SOAP における Subject に該当します．よって，「病状詳記」記載欄に【主訴（S）】として記載して下さい．

実施検査項目　　　　・尿中一般検査

> これら検査項目は，「処方・手術・処置等」記載欄に記載して下さい．なお，検査項目は一つも漏れることなく，正確に記載しましょう．

　　　　　　　　　　・尿細菌塗抹，培養同定検査

　　　　　　　　　　・BSR，末梢血液一般検査

> これらの内容は，電子カルテのSOAPにおけるObjectに該当します．よって，「病状詳記」記載欄に【所見（O）】として記載して下さい．

検査結果　　　　　　・尿濁（＋）

　　　　　　　　　　・病名は，急性膀胱炎/前立腺肥大症と診断

> お待たせしました．検査の結果をみました．どうやら，急性膀胱炎のようです．それと，前立腺肥大症の症状も出ていますね．もう少し詳しい検査をしたいのですが，明日の朝（

> 「急性膀胱炎」及び「前立腺肥大症」を「傷病名」記載欄に記載して下さい．また，開始年月日（令和＊年11月10日）も忘れることなく，正確に記載しましょう．

> はい．

> それでは，**明日の午前9時に膀胱のレントゲンを撮ります．**
> お薬を出しておきますから，飲んでくださいね．
> それと，**水分は充分に摂るように．**

> はい．わかりました．

> これらの内容は，電子カルテのSOAPにおけるPlanに該当します．よって，「病状詳記」記載欄に【計画（P）】として記載して下さい．なお，検査内容に関しては，検査項目・検査日時を正確に記載しましょう．

> 今日は以上です．お大事に．

> ありがとうございました．

投薬は，下記をオーダーする．

・ケフレックスカプセル250 mg（4カプセル/1日分）

　　毎食後及び就寝前に服用

・バクタ配合錠1錠　夕食後服用（1日分）

> これらの内容は，解答欄下段の「処方・手術・処置等」に記載して下さい．また，投与する薬剤名，量，服用回数などを間違えないようにしましょう．

【翌日9：00】

実施検査項目　　　　・尿道単純XP，フィルムは4ツ切り1枚

> 当該検査項目は，「処方・手術・処置等」記載欄に記載して下さい．

> 橋田さんの検査の結果は届いてる？

はい.

なるほど. **大腸菌が陽性で，前立腺肥大症Ⅰ期**だね.
それでは，橋田さんを呼んで下さい.

橋田さん. 診察室にお入り下さい.

お待たせ致しました. こちらへどうぞ.

先生，どうでしたか.

大腸菌の陽性反応は，電子カルテの
SOAP における Object に該当するた
め，【所見（O）】として記載し，前立
腺肥大Ⅰ期は，電子カルテにおける
Assessment に該当するため，【評価
（A）】として記載します.

膀胱炎は心配ないですね. しかし，前立腺肥大症はⅠ期で，まだ初期の段階です.
ですが，これから進行すると治療が必要になるので**注意が必要**になります.
今回は**1週間分のお薬を出しておきましょう.**

わかりました. 日常生活で何か気をつけること

電子カルテの SOAP における Plan と
して，これらの情報を要約し，「投薬
療法と継続し，経過観察する」と「病
状詳記」記載欄に記載しましょう.

そうですね. 大きく分けて四つあります. 一つ
めに体を冷やさない. 三つめは，適度な運動をする. 最後は，便秘に気を付ける
ことですね.

わかりました. 気を付けるようにします. ありがとうございました.

投薬は，下記をオーダーする.
・ケフレックスカプセル250 mg（4カプセル/7日分）
　毎食後及び就寝前に服用
・バクタ配合錠1錠（7日分）
　夕食後に服用

これらの内容は，解答欄下段の「処方・
手術・処置等」に記載して下さい. また，
投与する薬剤名，量，服用回数などを
間違えないようにしましょう.

付 録

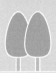

付録1

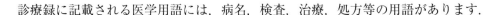

医療用語

診療録に記載される医学用語には，病名，検査，治療，処方等の用語があります．

【疾患等】

胃潰瘍，十二指腸潰瘍
胃や十二指腸壁の一部が抵抗の低下をきたし，そこに胃液が作用して消化が起こるため，粘膜面から種々の深さに及ぶ組織欠損．

開放性骨折
複雑骨折．創を伴い骨折部と交通するもの．

眼瞼縁炎
黄色ブドウ球菌がまつげの毛嚢に入り，毛根を中心に丘疹ができ，膿疱となり，潰瘍を作りかさぶたとなる．

肝硬変
肝臓が硬くなり，その構造，働きも一変する．また，腸から流れ込んだ血液を心臓へ送ることが困難となり，他にもさまざまな症状を引き起こす．原因は飲酒との関係が最初にあがる．

急性腹膜炎
腹膜の急性炎症で，病変が腹膜全般に広がったものを汎発性腹膜炎，一部に限局したものを限局性腹膜炎という．

虚血性心疾患
心臓の筋肉を養っている冠状動脈に障害があるため，心筋への酸素や栄養の供給が悪くなり，心臓部に発作的な痛みを起こす病気をいう．

筋ジストロフィー
骨格筋の遺伝性疾患で，遺伝形式，臨床症状の違いから，デュシェンヌ型，顔面肩甲上腕型，肢帯型，眼型あるいは眼咽頭型，遠位型，先天性の6型に分類される．

心不全
高血圧が長期間持続した場合，左心室の肥大，拡張，心筋の障害等を起こし，進行すると左心室不全に陥る．

挫　傷
打撲傷，皮下損傷等．鈍力により起こり，創を伴わない．

子宮筋腫
子宮を形づくっている平滑筋線維が，病的に群れて固まり，増殖して大小のこぶをつくるもの．筋腫は良性腫瘍といわれ，ガンのように他の部位に飛び火することは少ない．

耳　茸
多くの慢性中耳炎の場合，鼓膜弛緩部穿孔より鼓室粘膜が外耳道に出てきた腫瘍のことをいう．

腫　瘍
人体のある組織が過剰の発育をし，勝手に増殖するもので，その個体自身にとって有意義でないもの．良性と悪性がある．

上気道炎
物理的刺激，アレルギー，細菌，ウイルス等の原因により起こる，上気道の炎症を総称し，急性と慢性がある．主な症状は鼻炎症状，咽頭炎症状，発熱及び倦怠感等の全身症状がみられる．

水　疱
表皮内や表皮と真皮との境等に空洞ができ，漿液が溜まったもの．外側の表面からは清澄に見え，えんどう豆以下のものは小水疱，それ以上のものを水疱という．

中耳炎
中耳腔の粘膜，骨膜の炎症で単純性（カルタ性）と化膿性に分け，それぞれ急性と慢性にわける．

痛　風
腎臓から排泄される尿酸及び尿酸塩が，異常な物質代謝の結果，多量に体内に形成され，充分に排泄されず体内に蓄積し，組織液中に溶解できなくなり針状の結晶の束をなして一定の好発部位に出現する．

椎間板ヘルニア
椎間軟骨が，主として外傷を受けて線維輪の退行変性を起こし，髄核がヘルニアを起こすこと．

統合失調症
多くは青春期に起こり，感情鈍麻と無為が基本症状である．幻覚と妄想，興奮と昏迷を起こすものもあり，根本的には不治のものが多く，感情鈍麻無為が悪化すると認知証のようになる．内因性．

糖尿病
膵臓のホルモン「インスリン」の作用不足を原因とする病気．「インスリン」が不足するため，糖が体内でうまく利用されず，尿中に排出されるために起きる病気．

尿路結石
泌尿器系の臓器にできる石の総称で，その発生箇所により腎結石，尿感，膀胱・尿道結石等と呼ばれる．内分泌障害・尿路の閉塞・尿路の感染・化学療法剤の使用等が原因としてあがるが，不明のことも少な

くない.

熱 傷

熱の作用により皮膚に生じる火傷. 症状により第 1 度（紅斑），第 2 度（水疱），第 3 度（焼痂），第 4 度（炭化）に分類する.

非開放性損傷

打撲・墜落・埋没等の鈍性外力により外傷を受け，皮膚・粘膜に創ができないもので，皮下・筋・骨・内臓等が損傷されること.

ヘルニア

内臓の一部が腹膜に包まれたまま，腹壁の孔を通じて皮下に出てくるもの.

胃炎及び十二指腸炎

飲食物による刺激等，外部からの原因だけでなく，体質，全身の栄養状態，アレルギー等，内部からの原因も大きな意味をもつ.

慢性ウイルス肝炎

原因である B 型肝炎ウイルス（HBV）や C 型肝炎ウイルス（HCV）は，いずれも血液等の体液を介して感染し，長い間肝細胞に潜む性質を持つウイルス. 慢性ウイルス肝炎はほとんどが B 型肝炎か C 型肝炎.

裂 創

外力により身体の一部が激しく牽引されたために，外力の作用したところよりも離れた場所に，皮膚の断裂をきたすもの.

【検査等】

アスパラギン酸アミノトランスフェラーゼ（AST）

生化学的検査（Ⅰ）の一つで，血液中の AST の量を測定する. 肝機能疾患，とくに肝炎の初期の診断に有用であり，また，心臓疾患，とくに心筋梗塞と狭心症，不整脈，その他との区別のために行われる. 正常値は 8 〜 40 単位.

アラニンアミノトランスフェラーゼ（ALT）

生化学検査（Ⅰ）の一つで，AST と同様，各種肝疾患の診断，とくに肝炎の初期の診断に有用である.

ウロビリノーゲン反応（Uro）

ウロビリノーゲンは胆汁色素，すなわちビリルビンが変化してできる物質で，正常人の尿にはほとんど認められないが肝臓の機能が侵されると尿に出る. 肝機能検査の目的で尿中のウロビリノーゲンの有無を調べるのがウロビリーゲン反応である.

カリウム定量（K）

血清につき行われるのが普通である. 血清電解質測定が，脳脊髄液や尿につき行われることもある.

眼圧測定

眼球の内部には液状の物質がつまっている. その圧が高いと眼球は固く，圧が低いと眼球は軟らかい. この圧力を眼圧という. 病気によりこの眼圧が変動する. 原発性緑内障，虹彩炎等による続発性緑内障

等の高眼圧の場合や，眼外傷や，網膜剥離等の低眼圧の場合に眼圧測定が必要である.

嫌気性培養

嫌気性菌とは空気のないところで繁殖する菌のことで，破傷風菌，ボツリヌス菌，ガス壊疽菌，無芽胞嫌気性菌等がある. これらの菌を培養するため嫌気的に，すなわち，空気を遮断して培養しなければならない.

抗ストレプトリジン O 価測定検査（ASO）

溶血性連鎖球菌感染症の際に，患者血清中に出現する抗体の一つである溶血素に対する抗体をアンチストレプトリジン O という. これを測定する検査が抗ストレプトリジン O 価測定検査である. 溶連菌の感染による疾患，すなわち咽頭炎，猩紅熱，急性腎炎，リウマチ熱，膠原病の一部の場合の血清学的診断法として行われている.

細隙灯顕微鏡検査（スリット M）

眼に斜め方向から細いスリット状の光を送り，この光で切断された断面を実体顕微鏡を用いて観察する検査法. 角膜，虹彩，水晶体，硝子体，眼底等を観察する. 異常が疑われて精密検査をするため，フルオレチシンのような蛍光色素を点眼して生体染色をしたり，散瞳剤を使用して瞳孔を開き水晶体（透光体）を詳しく調べること.

シノテスト（検尿）

簡便尿検査法で，アンプル入の試薬を尿に混ぜるだけで加熱等の操作が不要. 糖，蛋白，アセトン体，ビリルビン，ウロビリノーゲン等が検出でき，定量することも可能. しかし正確な定量法ではないので「半定量法」と呼ばれる.

心電図検査（EKG，ECG）

心筋が活動する際に発生する微弱な電流を拡大記録して各種の心疾患の診断に用いるもの. 特に不整脈，心筋梗塞，冠状動脈不全等の診断には不可欠. その他，狭心症，心臓弁膜症，心臓神経症，心不全等にも使用される. コードを身体の各所に結んで電流を記録する. 誘導法は，標準肢誘導，単極肢誘導，胸部誘導，及びその他の特殊誘導法がある.

精密聴力検査

この目的は難聴の鑑別診断，治療方針，治療効果の判定，及び社会的適応の判定であり，純音検査と語音検査の二つがある. 純音検査の基本的検査は気導聴力検査と骨導聴力検査だが，さらに伝音器及び感音器の鑑別診断法が必要. 語音検査は，日常会話音に一番近い検査法の具体的検査法だが，難聴の早期診断では純音検査に劣る. その意味で種々の検査法を行い難聴の病態を明らかにする必要がある.

総蛋白定量（TP）

蛋白質は単一ではなくアルブミン，グロブリンその他の物質の組成からなるが，これらの総量を総蛋白量といい，これを測定することを総蛋白定量という. 蛋白定量とか蛋白量測定も同様. 通常行われる

のは血清，（又は血漿），脳脊髄液及び尿だが，諸種の穿刺液，すなわち腹腔穿刺液，胸腔穿刺液につき行われることもある．

超音波検査

超音波検査は，生体に超音波を発射し，生体の種々の密度の異なる臓器，組織等から返ってくる反射波をブラウン管で受信し，分析することにより生体内の構造を知る方法．音波検査法はエコー（反射波）の分析の仕方により，①Ａモード法，②断層撮影法（Ｂモード法），③Ｍモード法，④ドップラー法等があり，Ｍモード法を心臓に応用したものがUCGである．

＜適応疾患＞

Ａモード法：頭蓋内血腫，脳腫瘍，胎児児頭計測，胆石等

断層撮影法：心臓や甲状腺の形態，乳腺腫瘍，胆石，子宮筋腫，腹部腫瘍，胎児，胎盤の形態等

Ｍモード法（UCG）：僧帽弁膜症等各種心臓弁膜症

ドップラー法：心臓弁膜症，血流量，胎児血流及び胎児の運動等

内視鏡検査

身体内部には胃，膀胱，子宮，腹腔，食道，気管，直腸等のように内部に隙間のある臓器がいくつかある．この隙間に挿入してその内面を観察するよう工夫された器具を内視鏡という．通常は金属製の管で先端に照明用の豆ランプとレンズ及び鏡が付いており，豆ランプにより照らされた部分をレンズ及び鏡を利用して直接見ることができる．またこれにカメラを取り付けて写真撮影もできる．内視鏡を挿入するにあたり疼痛があるために麻酔を必要とするものが多い．

糞便中卵検査

糞便の中の寄生虫の卵を検査する方法であり，直接法，集卵法，卵子培養法がある．直接法は糞便の一部を直接ガラス板に塗抹して顕微鏡で見るものだが検出率が低いので必要に応じ集卵法を行う．集卵法には沈澱法と浮遊法とがある．卵が少ししかない場合にも見つけやすい．卵子培養法は糞便中の寄生虫の検出，あるいは検出された虫卵の鑑別のため卵をふ化させる方法であり，これにより卵から寄生虫が出てくるのがわかる．

【治療等】

胃・十二指腸ポリープ切除術

胃のポリープは良性腫瘍だが，その内20％程度は癌になることがあり，一種の前癌状態と考えられ，十分な経過観察を必要とする．ファイバースコープの改良・発達が進み，ファイバースコープの鉗子用の溝からポリープ絞断器を挿入し，ポリープの絞断が可能になった．

関節穿刺

関節内に液体が溜まった時等に関節液の検査あるいは治療のために関節に針を刺すこと．これは，検査のための関節穿刺と排液のための関節穿刺及び関節腔内注射のための関節穿刺がある．

胸部傍脊椎ブロック

胸神経は12対あり，前肢は12本の肋間神経になり，後肢は背筋や背の皮膚の知覚を司る．必要な麻酔の範囲が，何番目の胸椎神経かを決め，棘突起より3～5cm外側より棘入し，8cmの深さで横突起にぶつかる．ここで少し角度を変え，横突起より約2.5cm深く針を進め，局所麻酔剤を注入してブロックする．胸部脊髄神経のそばを交感神経が走っているため，旁脊椎ブロックでは，同時に胸部交感神経もブロックされる．胸壁・腹壁手術の麻酔，帯状疱疹等の疼痛によい．

牽引療養

牽引療法は，持続的な牽引力を骨・関節に加えることで，①骨折の整復・治療，②脱臼の整復，③関節拘縮の治療，④疼痛の軽減を目的とする．もっともよく用いられるのは骨折に対してである．

＜牽引療法の種類＞

介達牽引：皮膚を絆創膏，スピードトラック，バンド等で固定し，末端の四肢に重しをかけ，牽引する方法である．

直達牽引療法：骨に直接，鋼線を通し，この鋼線に重りをかけて牽引する方法．骨折の整復・治療に用いられる．

＜適応疾患＞

骨折，脱臼，椎間板ヘルニア，頸椎捻挫，腰痛等．

硬膜外麻酔

脊髄神経が硬膜から外に出る部分においてこれを麻酔する方法で，その高さにより比較的高位（胸椎又は腰椎）において脊髄神経を麻酔する場合と，仙骨部において仙骨神経及び尾神経を麻酔する場合とがある．

鎖骨骨折観血手術

鎖骨骨折で骨が神経を圧迫する危険がある場合や，骨折後，日が経っているため従手整復（観血手術を行わず骨折した骨を正しい位置に直すこと）が困難な場合に行う．皮膚を切開して折れた骨を正しい位置に固定するが，固定法は鋼線で骨をしばる方法や，キルシュナー鋼線を骨髄内に挿入して固定する方法等がある．手術後はギプス包帯又は普通の包帯で3～4週間固定し，その後マッサージ等を行う．鋼線は後日除去する．

静脈麻酔

麻酔剤を静脈内に徐々に注入する方法．睡眠作用だけで鎮痛作用がないため補助麻酔として使用するのが原則だが，間歇的に微量を追加注入すれば2～3時間麻酔を持続しうる．呼吸抑制作用が強く，麻酔中人工気道管の挿入が必要．簡単な手術，又は吸入

麻酔の導入麻酔として用いられる．

腎部分切除術

結核，結石等の病変が腎の上部又は下部に限局し，その他の部位が正常である場合に適応．腎を全部切り取る代わりに腎の病変部だけを楔状に切除，縫合する手術．腎臓の血流を止めて手術を行うため，20分以内に手術を終了させる必要がある．

精神科デイ・ケア

入院治療を必要とするほどではない統合失調症や躁鬱病の患者を，社会生活に順応するよう訓練すること．精神科医が，社会生活機能の回復のため各人ごとの訓練プログラムを作り，同じようなプログラムの精神病者を5，6人のグループにまとめて実施する．訓練内容は運動（卓球，バドミントン等）や討論，食事会等で，週に2日，1日6時間以内が目安．

鼠径ヘルニア手術

鼠径ヘルニアはヘルニアのうちでもっとも多い．鼠形とは，股のつけ根のところで，ここに出てくるヘルニアは男性の場合は陰嚢にまで入り陰嚢が大きくなる．手術は，ヘルニアの部分を切開して腸を元に戻し，ヘルニアの出口を縫い縮めて再び腸が出ないようにする．なお，脱出した腸が大きくなり元に戻らなくなり，色が変わっているときは腸管切除を併せて施行する（腸のその部分を切除する）．

デブリードマン

汚れのひどい創傷は消毒が十分に行き届かず，縫合もできない．この場合，創傷部にヨードチンキを十分に塗布し，砂や泥で汚れて取れない創傷をメスやはさみで切除する．こうしてきれいな創にした後，縫合する方法をデブリードマンという．

ネブライザー

ネブライザー又は加圧スプレーという噴霧器で鼻腔，副鼻腔，咽頭，喉頭等に薬剤を噴霧吸入させること．電動装置で薬液を噴霧状にして吸入させる装置をネブライザーという．加圧スプレーとは陽圧を用いて薬液を噴霧するもの．通常鼻炎，副鼻腔炎症，咽頭炎症，喉頭炎の治療法としてサルファ剤，抗生物質（ペニシリン，その他）の噴霧吸入を行う．

皮膚良性腫瘍摘出術

皮膚腫瘍は皮膚組織から生じる腫瘍で良性腫瘍は乳頭腫，いぼ，脂肪腫，粉粒腫等がある．小さな腫瘍は①熱を加えて組織を破壊する方法，②冷凍凝固法で組織を壊死させる方法，③ラジウム等放射線を照射する方法で治療する．大きな腫瘍は腫瘍部の皮膚に局所麻酔し，切開して腫瘍を被膜ごと摘出する．

腰椎穿刺

腰椎の骨の隙間から針を刺して脊髄の周りにある液体（脳脊髄液，リコール）をとる操作．これにより神経系統の病気，脳・脊髄の病気，外傷の際の頭蓋内出血の有無等の検査が行われる．また，治療のための脳脊髄液排除，髄腔内への治療薬剤の注入の目的でも行われる．

緑内障手術

緑内障により高まった眼内圧を下げるため，眼球内の液体の流出を促進し，又は液体の眼球内への流入を抑える方法を講じる手術の総称．円鋸術，強膜切開又は強膜切除，虹彩切除，虹彩嵌置術，毛様体剥離術，等がある．

【その他の医療用語】

DPC（診断群分類）

入院患者の一人ひとりの医療資源の使われ方を比較するための分類方法．疾病を診断名や治療方法，合併症等でグループ化したもの．

ICD‐11

WHOによる「疾病及び関連保健問題の国際統計分類」の略称で，世界保健機関が作成した分類である．異なる国や地域から，異なる時点で集計された死亡や疾病のデータを体系的に記録，分析，解釈及び比較を行うことを目的としている．

ICD‐10‐CM

ICD‐10を臨床用に改変，米国で出版されたもので，診断の手技や治療法のような医療行為が分類されてコード化されているため，手術や処置の統計によく使われている．

アウトカム

医療の「結果」「成果」あるいは「達成目標」．医療の評価の軸は「ストラクチャ（構造）」「アウトカム（成果）」に大別される．これまでは，ストラクチャやプロセスの評価が主であったが，アウトカムの評価が重視されるようになりつつある．アウトカムの指標としては，治癒率・死亡率・5年生存率・合併症発症率・再入院率・QOL・患者満足度などさまざまなものがある．

医療過誤

医療の過程において，十分な注意を怠った又は必要とされるべき十分な措置を行わなかったことで，死傷を含め，患者側に身体的又は精神的損害が生じること．なお，誤診や予期しない容態の変化，死亡などがあっても，その原因が人的エラーでなければ，医療過誤とはならない．つまり，主に医療従事者側等の人的又は物的な過失，又はそれら過失により患者側に生じた人身事故を指している言葉である．

インシデントレポート

"インシデント"とは，思いがけない出来事「偶発事象」を意味し，これに対して適切な処理が行われないと事故になる可能性のある事象をいう．現場では「ヒヤリ・ハット」と表現することもある．インシデントに関する情報を把握・分析するための報告書をインシデントレポートという．

オーダリングシステム

伝票に替えて端末から，投薬・検査・X線等の各種依頼情報を直接オーダ情報として入力し，診療部門

と医療請求部門に伝達するシステムである．詳細は5章にて記載．

クリニカルパス

①医療の質の向上，②入院日数の短縮，③医療費の抑制，④消費者満足等を目的とした「病院管理ツール」である．疾患や治療法ごとに治療や看護等の標準化，手順の効率化を図り，少ない費用と日数で効果の高い医療を目指す．

コーディング

疾病や手術，検査などをコード化する仕事．特に世界的な言語であるICD‐10によりコードは統一化されている．

セカンド・オピニオン

患者が自己責任で治療方法を選択するうえで参考にするため，最初に診察・説明を受けた医師とは別の医師に診断を受け，治療法についての意見を聴くこと．

ターミナルケア

「終末期医療」と訳す．死期が近づいた人に苦痛や死の恐怖を和らげる医療若しくは死を予感し，死を見つめつつ死にゆく人を見守り，支援する医療である．人生の終焉を迎える人が，残された日々を生きることの喜びと充実感をもちながら過ごすことができるよう，肉体的，精神的なケアをしていくこと．

電子カルテ

真正性・保存性・見読性の確保の条件を満たし，コンピュータシステムで電子的に保存・管理された医療記録．詳細は5章にて記載．

バリアンス

目標（アウトカム）通り行かない状態．その要因は，患者・家族要因，スタッフ要因，システム要因，地域要因の4種類に分けられ，分析の際に利用する．

プライマリ・ケア

患者が必要な時に，最初（プライマリ）に，何にでも対応する（ケア）という意味．臓器別の専門医療ではなく，頻度の高い軽症の内科又は外科系症例を幅広く診療し，かつ地域においては予防や福祉にも関係する．かかりつけ医，薬剤師，保健師，栄養士等の連携により，地域における患者や家族の健康や福祉について包括的・持続的にケアを行う保健医療体制．疾病予防，初期診療，健康教育，家庭医療，日常医療等が重視される．

【医療用語の読み方】

漢字	読み	漢字	読み
下疳	げかん	咽頭	いんとう
子癇	しかん	疥癬	かいせん
上顎洞穿刺	じょうがくどうせんし	咳嗽	がいそう
大伏在静脈	だいふくざいじょうみゃく	咬創	こうそう
介達牽引法	かいたつけんいんほう	紅斑性狼瘡	こうはんせいろうそう
心窩部痛	しんかぶつう	単純性疱疹	たんじゅんせいほうしん
心筋梗塞	しんきんこうそく	洞結節	どうけっせつ
水痘	すいとう	肺壊疽	はいえそ
切創	せっそう	発露	はつろ
天疱瘡	てんぽうそう	面疔	めんちょう
巴布	ぱっぷ	面皰	めんぽう
反芻	はんすう	疣贅	ゆうぜい
毛孔性紅色粃糠疹	もうこうせいこうしょくひこうしん	幽門狭窄	ゆうもんきょうさく
毛孔性苔癬	もうこうせいたいせん	飢餓熱	きがねつ
丘疹	きゅうしん	胸腔	きょうくう
広皴壁	こうしゅうへき	珪肺症	けいはいしょう
生理的落屑	せいりてきらくせつ	眩暈	げんうん
打撲切創	だぼくせっそう	骨粗鬆症	こつそしょうしょう
白癬菌	はくせんきん	挫傷	ざしょう
皮膚掻痒症	ひふそうようしょう	湿潤	しつじゅん
迂遠思考	うえんしこう	振顫譫妄	しんせんせんもう
会陰	えいん	穿刺	せんし
吃逆	きつぎゃく	帯状疱疹	たいじょうほうしん
仰臥位	ぎょうがい	疼痛	とうつう
血漿	けっしょう	剥離	はくり
血餅	けっぺい	胼胝	べんち
耳垢	じこう	涙嚢	るいのう
耳癤	じせつ	狼瘡	ろうそう
耳朶	じだ	萎縮	いしゅく
自己腹膜灌流	じこふくまくかんりゅう	陰嚢水腫	いんのうすいしゅ
伝染性軟属腫	でんせんせいなんぞくしゅ	悪寒	おかん
肉芽腫瘍	にくがしゅよう	悪露	おろ
汎発性	はんぱつせい	脚気	かっけ
有痛性横痃	ゆうつうせいおうげん	桿菌	かんきん
含嗽	がんそう	倦怠	けんたい
赤痢	せきり	細隙灯顕微鏡	さいげきとうけんびきょう
肘内障	ちゅうないしょう	産褥	さんじょく
麦粒腫	ばくりゅうしゅ	膠原病	こうげんびょう
吻合	ふんごう	痔核	じかく
沐浴	もくよく	悉無律	しつむりつ
卵管結紮術	らんかんけっさつじゅつ	雀卵班	じゃくらんはん
腋窩	えきか	搔爬	そうは
拘縮	こうしゅく	脱臼	だっきゅう
昇汞水	しょうこうすい	脱疽	だっそ
虱	しらみ	陳旧性	ちんきゅうせい
鼠径部	そけいぶ	動悸	どうき
咀嚼運動	そしゃくうんどう	捻転骨折	ねんてんこっせつ
泥膏	でいこう	脳溢血	のういっけつ
味蕾	みらい	脳震盪	のうしんとう
胃瘻	いろう	徘徊	はいかい
疣	いぼ	閉鎖性イレウス	へいさせいいれうす
		麻痺	まひ

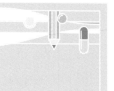

付録2
書式見本

診　断　書

◆医師が、患者の病状、怪我や障害の状況、治療に要した入院・手術などを証明するものです。

（住所）

（氏名）　　　　　　　　　　　殿

　　　明治・大正・昭和・平成・令和　　年　　月　　日生（　　歳）

病名

　（備考）

　--

　--

　--

　--

　--

　　　　　上記のとおり診断いたします。
　　　　　　　令和　　年　月　日

医療機関住所：

医療機関名：

医師：　　　　　　　　　　　　　　　　　　　㊞

　　　　　　　　　　　TEL

診療情報提供書

患者の症状・診断・治療など現在までの診療の総括と担当医師から紹介先の医師への患者の紹介も兼ねています。

年　　月　　日

病院・診療所
医院・クリニック　　　　　　　科　　　　　　　先生

医療機関名	
所　在　地	
電話番号	
医師氏名	

下記の患者さまを紹介しますので、よろしくお願いいたします。

フリガナ			
患者氏名		職　業	
住　　所		電　話	
生年月日	明・大・昭・平・令　　　年　　　月　　　日生（　　歳）		男　・　女
紹介目的			
主　訴 および現病名			
既往歴 および家族歴			
治療経過 および 主要検査成績			
現在の処方			
患者に関する 留意事項			
添付資料	なし・X-P・内視鏡フィルム・検査データ・ECG・ その他（　　　　　　　　　　　　　　　　　　　　　　　　　　　　）		
備　考			

死亡診断書（死体検案書）

◆死亡診断書は、死亡事由などの検案について記した書類で、死体検案書と同様に死亡を証明する効力を持っています。

氏名		1. 男　2. 女	生年月日	明治　昭和 大正　平成　令和　　　年　　月　　日 （生まれてから30日以内に死亡したときは生まれた時刻も書いてください）　午前・午後　　時　　分		

死亡したとき	令和　　年　　月　　日　午前・午後　　時　　分	

死亡したところ 及びその種別	死亡したところの種別	1病院 2診療所 3介護医療院・介護老人保健施設 4助産所 5老人ホーム 6自宅 7その他
	死亡したところ	
	（死亡したところの種別1-5） 施設の名称	

死亡の要因 ◇I欄、II欄ともに疾患の終末期の状態としての心不全、呼吸不全等は書かないでください ◇I欄では、最も死亡に影響を与えた傷病名を医学的因果関係の順番で書いてください	I	（ア）直接死因		発病（発症）又は受傷から死亡までの期間 ◇年、月、日等の単位で書いてください ただし、1日未満の場合は、時、分等の単位で書いてください （例：1年3ヶ月、5時間20分）		
		（イ）（ア）の原因				
		（ウ）（イ）の原因				
		（エ）（ウ）の原因				
◇I欄の傷病名の記載は各欄1つにしてください ただし、欄が不足する場合は（エ）欄に残りを医学的因果関係の順番で書いてください	II	直接には死因に関係しないがI欄の傷病経過に影響を及ぼした傷病名等				
	手術	1無　2有	（部位及び主要所見）	手術年月日	令和 平成 昭和　　年　月　日	
	解剖	1無　2有　　主要所見				

死因の種類	1　病死及び自然死 　　外因死　　不慮の外因死 { 2交通事故死　3転倒・転落　4溺死　5煙、火災及び火焔による損傷 6窒息　7中毒　8その他 } 　　　　　　　その他及び不詳の外因死　9自殺　10他殺　11その他及び不詳の外因 12 不慮の死

外因死の追加事項 ◆伝聞又は推定情報の場合でも書いてください	傷害が発生したとき	令和・平成・昭和　　年　　月　　日　午前・午後　　時　　分	
	傷害が発生したところの種別	1住居　2工場及び建築現場　3道路　4その他（　　　　　）	
	傷害が発生したところ	都道　　　　市 府県　　　　郡	区 町村
	手段及び状況		

生後1年未満で病死した場合の追加の追加事項	出生時体重　　　　グラム	単胎・多胎の別 1単胎児　2多胎（　子中第　子）	妊娠週間 満　　週
	妊娠・分娩時における母胎の病態又は症状 1無　2有　　　3不詳	母の生年月日 昭和 平成	前回までの妊娠の結果 出生児　　人 死産児　　胎 （妊娠満22週以降に限る）

その他特に付言すべきことがら

上記の通り診断する （病院、診療所若しくは老人保健施設等の名称及び所在地又は医師の住所）	診断（検案）年月日　令和　　年　　月　　日 本診断書（検案書）発行年月日　令和　　年　　月　　日

（住所）　　　　医師　　　　　　　　　　　　　　印

入院診療計画書

◆入院中の診療行為の計画書です。

＿＿＿＿＿＿＿＿＿＿ 様

入院年月日	令和　年　月　日
病棟・病室	棟　階　号室
主病名その他 考え得る病名	
症状 主訴	
治療計画	□保存療法　□教育入院　□経過観察 □精査　　　□手術　　　□理学療法 □その他（　　　　　　　　　　　）
検査予定	□CT　　　　□MRI　　　□血管撮影 □心カテ　　□内視鏡　　□超音波 □その他（　　　　　　　　　　　）
手術予定	
推定入院期間	およそ　　　　　日・週間・ヶ月
医師以外の 関連職種	職種：　　　　　　氏名：
その他（看護・ リハビリ等の 計画）	

※病名等は、現時点で考えられるものであり、今後検査等を進めるにしたがって変わり得るものであります。

※入院期間については、現時点で予想されるものです。

令和　年　月　日

＿＿＿＿＿＿＿科　医師＿＿＿＿＿＿＿＿　印

検査・手術同意書

◆検査や手術を行う前に、医師より詳しく説明し同意してもらうためのものです。

説明事項（内容）

1. 病名・症状

2. 検査名・手術名とその内容及び実施予定日

3. 麻酔の方法

4. 考えられる合併症

5. その他

患者：＿＿＿＿＿＿様の検査・手術について、上記項目について説明致しました。

令和　　年　　月　　日　　時　　分

医師：＿＿＿＿＿＿＿＿＿＿＿＿＿＿＿　印

立会者：＿＿＿＿＿＿＿＿＿＿＿＿＿＿　印

- -

＿＿＿＿＿＿＿＿＿＿院長　殿

　私は、上記内容に従ってこの度の検査・手術に対する説明を受け、その実施に
同意します。また、検査・手術中に緊急の処置を行う必要が生じた場合は、適宜
必要な処置を受けることを了承します。

令和　　年　　月　　日

患者氏名：＿＿＿＿＿＿＿＿＿＿　印

住　　所：＿＿＿＿＿＿＿＿＿＿＿＿＿＿＿＿＿＿＿

代諾者　：＿＿＿＿＿＿＿＿＿＿　印　（続柄：　　　　　）

住　　所：＿＿＿＿＿＿＿＿＿＿＿＿＿＿＿＿＿＿＿

＊副本を受領しました。　受領者：＿＿＿＿＿＿＿　印

※オーム社ホームページの本書紹介ページより，書式見本がダウンロードできます．

索引

◆タ行◆

◆マ行◆

◆記号◆

〈編著者略歴〉
伊藤典子（いとう のりこ）

専門学校の講師として25年間勤務．定年退職後医療福祉系の教材開発に取り組み，エヌアイメディカルオフィスを起業．
平成20年より，文部科学省の専修学校教育重点支援プランの実施委員会のメンバーとなり，平成23年度は同じく文部科学省の委託事業である東日本大震災からの復興を担う専門人材育成事業で，病院が求める医師事務作業補助者の教育プログラムのメンバーとして，教材開発を行う．

〈著者略歴〉
伊藤敦子（いとう あつこ）

平成12年よりエヌアイメディカルオフィスに勤務．
同社にて，伊藤典子（編著者）とともに，調剤事務講座，登録販売者講座の添削業務，教材開発に取り組む．
また，伊藤典子が文部科学省の委託事業である，医師事務作業補助者の教材作成メンバーであった時期には伊藤典子の指導の下，同教材の作成にも携わる．

ステップアップ
医師事務作業補助者学習テキスト（改訂3版）

2012年 5 月25日	第1版第1刷発行
2016年10月25日	改訂2版第1刷発行
2024年 6 月25日	改訂3版第1刷発行

編 著 者　伊藤典子
発 行 者　村上和夫
発 行 所　株式会社 オーム社
　　　　　郵便番号 101-8460
　　　　　東京都千代田区神田錦町 3-1
　　　　　電話 03(3233)0641（代表）
　　　　　URL https://www.ohmsha.co.jp/

© 伊藤典子・伊藤敦子 2024

印刷・製本 三美印刷
ISBN978-4-274-23207-7 Printed in Japan

本書の感想募集 https://www.ohmsha.co.jp/kansou/
本書をお読みになった感想を上記サイトまでお寄せください．
お寄せいただいた方には，抽選でプレゼントを差し上げます．